CONTRIBUTION A L'ÉTUDE

DE

L'ŒDÈME GÉNÉRALISÉ DU FŒTUS

PAR

Le Dr Louis CROIZIER

Interne des Hôpitaux de Lyon.

GRANDE LIBRAIRIE MÉDICALE, SCIENTIFIQUE ET INDUSTRIELLE

A. MALOINE

PARIS
25-27, Rue de l'Ecole-de-Médecine

LYON
Rue de la Charité, 6

1913

CONTRIBUTION A L'ÉTUDE

DE

L'ŒDÈME GÉNÉRALISÉ

DU FŒTUS

CONTRIBUTION A L'ÉTUDE

DE

L'ŒDÈME GÉNÉRALISÉ

DU FŒTUS

PAR

Le Dr Louis CROIZIER

Interne des Hôpitaux de Lyon.

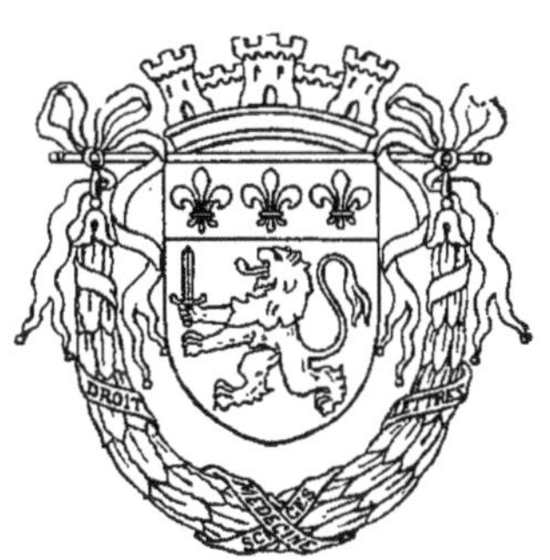

LYON

A. REY, IMPRIMEUR-ÉDITEUR DE L'UNIVERSITÉ

4, RUE GENTIL, 4

—

1913

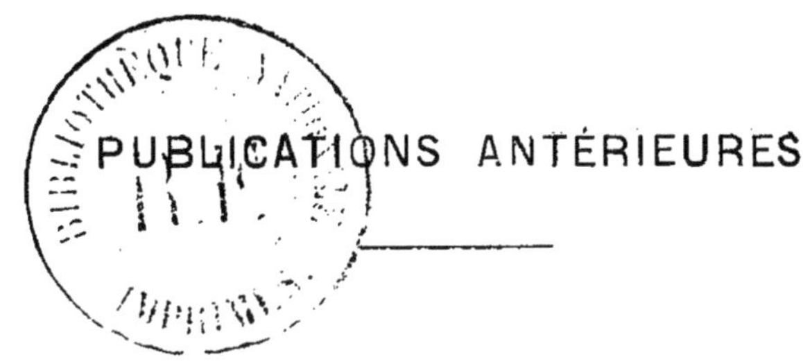

PUBLICATIONS ANTÉRIEURES

Syndrome appendiculaire et tuberculose, en collaboration avec M. Gayet (*Lyon Chirurgical*, 1910).

Cancer du cæcum, extirpation, anastomose iléo-sigmoïdienne, en collaboration avec M. Gayet (*Lyon Médical*, 1910).

Strumite dans un corps thyroïde cancéreux, en collaboration avec M. Jalifier (*Lyon Médical*, 1910).

Enfoncement du pariétal consécutif à la version dans les bassins rétrécis, en collaboration avec M. Plauchu (*Lyon Médical*, 1910).

Coup de couteau de l'abdomen, perforation intestinale, guérison, en collaboration avec M. Tavernier (*Lyon Médical*, 1910).

Volvulus du testicule, en collaboration avec M. Cotte (*Lyon Chirurgical*, 1911).

Hernie épigastrique, en collaboration avec M. Cotte (*Lyon Médical*, 1911).

Gastrectomie pour cancer de l'estomac, en collaboration avec M. Delore (*Lyon Médical*, 1911).

Brûlures étendues traitées par l'huile goménolée, en collaboration avec M. Poncet (*Lyon Médical*, 1911).

Chondrite costale tuberculeuse primitive, en collaboration avec M. Delore (*Lyon Médical*, 1911).

Corps étranger de la vaginale, en collaboration avec M. Leriche (*Lyon Médical*, 1911).

Kyste hydatique juxtastomacal, en collaboration avec M. Delore (*Lyon Chirurgical*, 1911).

Endocardite blennorragique, avec constatation du gonocoque dans le sang et sur les végétations de l'endocarde, en collaboration avec MM. Gallavardin et Rey (*Lyon Médical*, 1912).

Deux cas de syndrome d'Avellis, en collaboration avec M. ALOIN (*Lyon Médical*, 1912).

Tachycardie paroxystique en dôme d'origine supraventriculaire et sans contraction de l'oreillette. Sa dégradation allorythmique par block partiel. Ses rapports avec l'arythmie complète, en collaboration avec M. GALLAVARDIN (*Archives des Maladies du cœur*, 1912).

Œdème généralisé d'un fœtus dans une grossesse gémellaire univitelline, en collaboration avec M. COMMANDEUR (*Bulletin de la Société d'Obstétrique de Paris*, 1913).

Syncope grave après l'accouchement, en collaboration avec M. TRILLAT (*Bulletin de la Société d'Obstétrique de Paris*, 1913).

A LA MÉMOIRE DE MON PÈRE

A MA MÈRE

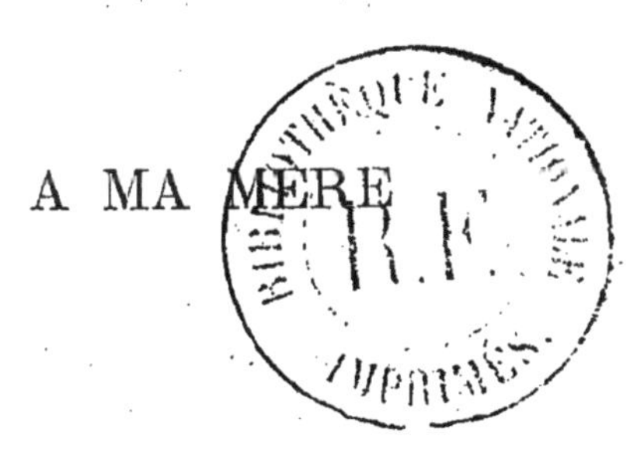

AUX MIENS ET A MES AMIS

A mon Président de Thèse

MONSIEUR LE PROFESSEUR FABRE

Professeur de Clinique Obstétricale à la Faculté de Médecine de Lyon,

Je le remercie sincèrement du grand honneur qu'il me fait en acceptant la présidence de cette thèse.

A mon Maître

MONSIEUR LE PROFESSEUR COMMANDEUR

Professeur Agrégé à la Faculté,
Accoucheur des Hôpitaux,

Qui m'a inspiré le sujet de ce travail, et a bien voulu m'aider de ses conseils. La bienveillance et la sympathie avec lesquelles il m'a toujours accueilli me rendront particulièrement cher le souvenir d'un maître que je suis heureux de pouvoir remercier ici de ses précieux enseignements.

A MES MAITRES DANS LES HOPITAUX

EXTERNAT

MM. PONCET
NOVÉ-JOSSERAND

MM. BÉRARD
ALBERTIN

INTERNAT

MM. GAYET
BRET
PONCET
DELORE
COMMANDEUR

MM. GALLAVARDIN
MOLLARD
WEILL
POLLOSSON

Avant de commencer cette étude, je tiens à exprimer toute ma gratitude aux maîtres qui m'ont prodigué leurs enseignements pendant mon séjour dans les Hôpitaux.

Mes remerciements iront aussi tout particulièrement à MM. les Drs Voron *et* Gonnet, *accoucheurs des Hôpitaux; leur bonté et leur dévouement à mon égard me font un devoir, très agréable à remplir, de les assurer ici de ma profonde reconnaissance et de mon respectueux attachement.*

CONTRIBUTION A L'ÉTUDE

DE

L'ŒDÈME GÉNÉRALISÉ

DU FŒTUS

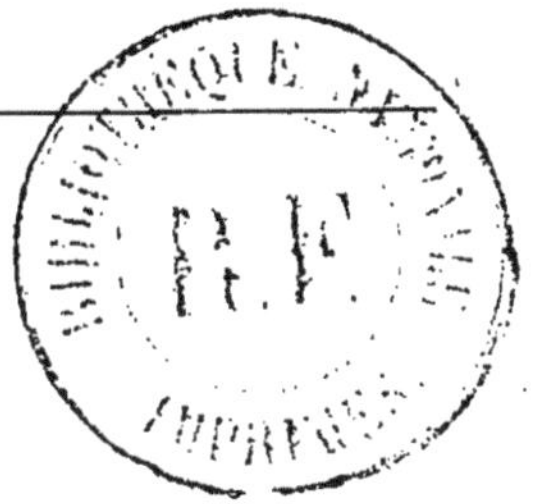

INTRODUCTION

Nous nous proposons d'étudier, dans le cours de ce travail l'œdème généralisé du fœtus, c'est-à-dire cet état d'hydropisie totale constatée chez des enfants à la naissance qui coexiste le plus souvent avec des épanchements dans les séreuses et qui, par lui-même, comme aussi par les altérations viscérales diverses qui l'accompagnent est incompatible avec la vie. Ainsi défini, cet état particulier s'isole évidemment du groupe des œdèmes du nouveau-né survenant dans les premiers jours ou les premières heures de l'existence et attribuables à des conditions toutes différentes au point de vue clinique et pathogénique. Hutinel commet certainement une confusion quand, au chapitre de la pathogénie des œdèmes du nouveau-né, il cite au milieu de ces derniers les cas de Lawson Tait, de A. Smith et d'Audebert[1]. Ces œdèmes du nouveau-né sont d'ail-

[1] Hutinel, *Traité des Maladies de l'Enfance*.

leurs bien connus, mieux assurément que ceux du fœtus, mais il faut les en séparer complètement [1].

Nous éliminerons également de cette étude les cas de monstres œdématiés, dont on trouve quelques cas dans la littérature : ce sont le plus souvent des acardiaques, des fœtus parasites, tels que ceux décrits par Cornil en 1866, par Simpson en 1877, par Routh, de Londres, en 1891, par Keith en 1900. Dans le *Bulletin de la Société d'Obstétrique* de Paris du 9 juin 1909, Commandeur et Jarricot en rapportaient un exemple où le second fœtus d'une grossesse gémellaire n'était représenté que par une masse œdémateuse à l'intérieur de laquelle la radiographie montrait le squelette d'un bassin, quelques vertèbres lombaires, et deux membres inférieurs incomplètement formés. La thèse de Jais (Paris, 1911) rapporte également un cas de Chambrelent et Chemin relatif à une gémellaire où, à côté d'un premier fœtus normal, se trouvait un second jumeau formé par une masse œdémateuse représentant un individu très incomplet. Il s'agit là de faits qui, sans doute ne sont pas sans avoir quelques relations avec l'œdème du fœtus proprement dit, et il est vraisemblable qu'ils ressortissent à des causes du même ordre où les anomalies de l'appareil circulatoire jouent probablement le plus grand rôle. Mais les malformations notées dans ces cas sont tellement dissemblables, qu'il est difficile de les comprendre dans une description d'ensemble ; d'ailleurs, les considérations auxquelles

[1] Voir à ce sujet les thèses de Semet (Paris, 1893), la Tribouille (Paris, 1894), Tara (Paris, 1911).

prête leur étude s'appliquent à des faits qui sont plus du domaine de la tératologie que de celui de la clinique pure.

Nous avons divisé ce travail en trois chapitres précédés d'un rapide historique.

Le premier est consacré à l'étude clinique qu'il nous a paru préférable de faire en premier lieu, car elle renferme des notions qui seront importantes à connaître dans la suite, à propos des discussions pathogéniques et qu'il importe par conséquent d'avoir précisées auparavant.

Le second est une étude anatomopathologique que nous avons faite aussi complète que possible à l'aide des observations que nous avons pu recueillir.

Enfin, dans le troisième, nous développons les discussions étiologiques et pathogéniques de l'œdème généralisé et, à défaut de conclusions formelles, nous avons cherché à dégager des faits connus les données les plus précises.

HISTORIQUE

Contrairement à l'usage nous ne remonterons pas jusqu'à Hippocrate : il faudrait avoir beaucoup de bonne volonté pour considérer comme fœtus œdématiés ce que l'on trouve décrit dans les traductions de ses ouvrages sous le nom de « fœtus carnosus ».

On voit cités dans Ballantyne des auteurs très anciens qui auraient signalé des cas de cette affection : Plater (1614), Severin (1643), Seegu (1670), Dorstenius (1685), le premier est même un auteur français, Louise Bourgeois (1605). Il nous a été impossible de prendre connaissance de leurs écrits non plus que des discussions de Duttel et de Lavaterus (1702), ni de l'intéressant travail sur les maladies fœtales où Graetzer et Hohl en ont, paraît-il, donné la description (Breslau, 1837).

L'auteur français le plus ancien qui en ait peut-être fait mention est, pensons-nous, Guillemeau ; en 1621, cet auteur parlait de ces enfants « chez qui teste, poitrine et ventre inférieur sont enflés, remplis de vents et acquosités ». Il ajoutait sans plus longue explication qu'il fallait dans ce cas « prendre un petit couteau courbé et tranchant, fendre et inciser la partie dans laquelle étaient enfermés les vents et les eaux qui sortiront et amoindriront l'enfant, lequel sera, après cela, plus facilement et avec moins de peine tiré hors du ventre de la mère ».

On peut se demander si ces considérations ne visaient pas simplement des fœtus macérés et putréfiés. En tout cas, la première observation complète et vraiment authentique est celle de de la Motte ; elle date de 1690 et, bien qu'elle n'ait plus aujourd'hui qu'un intérêt historique, elle est restée célèbre. L'auteur l'a exposée dans son *Traité complet des accouchements ;* il s'étend longuement sur les circonstances de l'accouchement et ne donne qu'un bref rapport de l'autopsie de l'enfant sans chercher à s'expliquer la raison de son état.

Il faut aller ensuite jusqu'en 1825 et 1828 pour trouver les observations de Lamouroux et de Billard, qui, frappés de la coexistence d'œdème chez la mère, attribuent l'œdème fœtal à une cause commune. Le cas de Billard est particulièrement intéressant ; c'est l'histoire d'une femme de Charleville qui étant enceinte fit une chute violente et « fut aussitôt atteinte de strangurie » ; elle accoucha à huit mois d'un enfant mort avec de l'œdème et des épanchements dans les séreuses et, ajoute l'auteur, « ce qu'il y a de plus singulier, c'est que cet enfant était né de mère hydropique[1] ».

Cruveilhier, dans son premier *Traité d'Anatomie pathologique*, signale également deux cas d'œdème congénital, et plus tard, les observations étant plus nombreuses et aussi plus complètes, l'histoire de ce point de pathologie fœtale se précise et s'éclaire.

[1] Cité par Audebert.

D'une manière générale les premiers observateurs ont surtout insisté sur les conditions mécaniques de l'accouchement et sur les dystocies par ascite ou par excès de volume de l'enfant. Plus tard, sans être omis, l'intérêt obstétrical de la question passe au second plan et l'on s'attache davantage à préciser les conditions de l'œdème que l'on cherche dans une autopsie du fœtus aussi complète que possible, pas toujours assez complète malheureusement.

Joulin, dans un travail sur les cas de dystocie appartenant au fœtus, et après lui, Hergoth, dans sa thèse d'agrégation sur les maladies fœtales qui peuvent faire obstacle à l'accouchement, ont précisé ce point de vue obstétrical et ont montré quelles complications apportait cet état du fœtus à la symptomatologie de la grossesse et à la marche du travail.

Nous trouvons signalé presque accessoirement cet œdème du fœtus par de Sinéty en 1878, chez un mort-né à terme porteur de lésions spécifiques, et cet auteur est sans doute le premier en France à avoir rapporté un cas d'œdème fœtal à répétition chez la même malade, car la femme dont il parle, syphilitique certaine, avait déjà dans deux accouchements antérieurs mis au monde des enfants mort-nés qui étaient « pleins d'eau » suivant son expression ; c'est aussi là un des premiers cas rattachés nettement à la spécificité.

Ce sont ensuite les observations de Lepage, où l'œdème coïncidait avec une hydramnios qui fut ponctionnée par l'abdomen, celles de Ribemont, dans une étude sur la macération chez le fœtus vivant. Ce sont enfin des cas isolés : Guéniot, en 1890, en rapporte un dû à une dégénérescence polykystique des reins et à propos d'une communication de Taurin, trois ans plus tard sur ce même sujet, signale deux autres cas personnels, l'un vu chez une femme albuminurique et éclamptique, l'autre ayant évolué sans symptômes morbides chez la mère.

Citons les observations de Flandrin, de Grenoble (1896), d'Audebert (1897), de Charles de Liège (1897) rapportées les deux premières à la syphilis, la troisième à des accidents gravido-cardiaques chez la mère, pour arriver aux faits intéressants signalés par Bar dans des grossesses gémellaires et dans lesquels nous retiendrons ce point spécial de la production de l'œdème chez le plus petit des jumeaux que nous n'avons trouvé mentionné nulle part ailleurs.

A côté de ces cas très nets on trouve au cours de travaux ayant pour objet des questions voisines, telles, celles de l'ascite congénitale (thèses de Van Gelder, d'Angelby), de l'hydramnios dans les gémellaires, (th. de Bar, de Béquain, de Jais), ou de la péritonite fœtale (th. de Quantin), des observations où une ascite par exemple coexiste avec un œdème généralisé, et qui sont intéressantes par la pathogénie invoquée par les auteurs.

La question a eu les honneurs de l'actualité au récent congrès de Lille avec la communication de Sauvage. sur deux cas d'œdème avec hyperchlorurémie.

A Lyon même, il nous a été possible de retrouver 6 observations d'œdème généralisé du fœtus, toutes récentes d'ailleurs. La première due à Commandeur, et qui est relative à une grossesse gémellaire a été relatée dans la thèse de Béquain (1910) et ce même auteur a publié depuis, à la *Société d'Obstétrique de Lyon*, trois nouveaux faits, deux avec des lésions des reins, ou des surrénales, l'un dans une grossesse gémellaire univitelline. L'an dernier, Plauchu et Rigaud faisaient connaître un cas personnel qui s'était accompagné d'une dystocie du tronc, et Bourret et Lathoud décrivaient à leur tour une maladie polykystique des reins et du foie qui offrait ce point intéressant de ne présenter que des altérations visibles au microscope.

Il faut convenir qu'à l'étranger le sujet a été jusqu'à aujourd'hui beaucoup mieux étudié et les auteurs allemands surtout ont, ces dernières années, poussé l'étude de leurs cas aussi loin que possible. On trouve chez eux d'ailleurs non seulement des observations isolées, mais aussi des travaux d'ensemble, et s'ils ne sont pas arrivés à préciser d'une manière absolue la nature de cette affection, du moins doit-on rendre hommage à la conscience de leurs études et à la minutie de leurs recherches anatomiques. Les auteurs anglais ne sont pas non plus restés en retard ; Ballantyne est bien certainement de tous celui qui a le plus approfondi cette question. Il nous est impossible dans cet historique, de passer en revue tous les travaux parus sur ce sujet et dont plusieurs du reste ont échappé à nos recherches. Du moins, tenons-nous à signaler les plus importantes et les plus intéressantes communications, les autres étant indiquées à l'index bibliographique placé à la fin de ce travail.

La première observation allemande que nous ayons retrouvée est due à Seulen, en 1835, intéressante en raison de l'influence possible d'une maladie paternelle ; elle est suivie de près par les premières observations anglaises de Simpson, en 1838, de West, en 1839, de Channing, en 1842, où l'on voit l'hydropisie fœtale s'accompagner d'ascite et d'hydrocéphalie. Burton, en 1861, puis en 1863, publia à son tour deux observations d'œdème généralisé du fœtus s'étant produit dans deux grossesses successives chez la même malade. C'est à cette même époque que Virchow trouva chez un fœtus hydropique une anomalie des gros vaisseaux et une endocardite. Les malformations cardiaques sont alors attentivement recherchées et il faut signaler dans cet ordre d'idées les cas de Lawson Tait, avec oblitération partielle du foramen ovale, de Pott, avec défaut du septum ventriculaire, qui sont presque contemporains, et, plus tard, celui d'Osler (1889) où l'auteur ne peut du moins trouver de relation nette entre la lésion cardiaque et l'œdème généralisé. En même temps que Lawson Tait, Beck, Smith, rapportent à la Société d'Obstétrique de Londres trois nouveaux cas avec des lésions hépatiques, placées peut-être elles-mêmes, suivant ce dernier auteur, sous la dépendance d'une maladie maternelle.

C'est en 1889 que fut publiée par A. Smith, et appuyée sur l'autorité du professeur de Birmingham, la première observation relative à l'absence du canal thoracique. Déjà à cette époque, Ballantyne avait commencé sur la pathologie fœtale des travaux remarquables, qu'il devait poursuivre les années suivantes, et dans lesquels l'œdème généralisé du fœtus semble avoir particulièrement retenu son attention. Les cas étudiés successivement par lui, les recherches bibliographiques qui lui permettent de grouper près de soixante-dix cas jusqu'à l'année 1898, et son manuel de pathologie anténatale où il a condensé et exposé très clairement ses connaissances, en font assurément l'auteur le plus documenté sur la question. Les observations publiées depuis n'ont fait que confirmer des conclusions que des examens consciencieux conduits avec un esprit critique lui avaient permis de poser. C'est avec Ballantyne en effet que prend naissance cette idée que l'œdème généralisé du fœtus peut être l'aboutissant d'une série de conditions pathologiques diverses qui n'ont de commun entre elles que leur effet et qui ne peuvent permettre de considérer l'œdème en lui-même comme une entité pathologique bien définie.

Dans ces dernières années, la précision apportée dans les recherches histologiques a donné plus de valeur aux lésions microscopiques, et les cas se sont multipliés d'œdème du fœtus en rapport avec des altérations viscérales fines, des maladies du sang ou des glandes à sécrétion interne. Sanger, en 1888, est d'avis qu'il s'agit d'un état leucémique, idée que Klebs et Jakesh, en 1878, avaient déjà soutenue, et que plus tard Lash, Siefart, en 1898, devaient à leur tour appuyer. Schridde voit dans le sien l'expression d'une anémie ; Fisher, dans un autre, précise en affirmant simplement un trouble de l'hématopoièse.

Opitz et Nyhoff ont à leur tour enrichi la littérature d'observations nombreuses et très dissemblables. Le premier de ces auteurs surtout a remarqué les relations qui unissent l'hydropisie fœtale à l'hydramnios, et a été conduit à une conception fort ingénieuse de son mécanisme.

Le travail de Brokhuisen fait à propos des quatre premiers cas de Nyhoff, en 1908, est une bonne revue d'ensemble sur les observations antérieurement connues et renferme une étude anatomique et étiologique très complète.

La même année paraît l'observation de King, où est signalée une lésion des surrénales. Puis, en 1910 et 1911, Sitzenfrey et Lieven, comme l'avait déjà indiqué Weber en 1896, ont vu un rapport entre une néphrite naturelle et l'hydropisie fœtale ; cette dernière dépend d'ailleurs, dans le cas de Sitzenfrey et de Lieven, d'une néphrite congénitale qui ne leur paraît pas douteuse.

Nous ne connaissons que six observations italiennes d'œdème du fœtus : ce sont celles de Truzzi (1884), de Chiara (1886), de Pinzani (1889), de Raineri (1892), de Cozzolino (1903) et de Vecchi (1905).

On nous pardonnera de ne faire que citer ici les noms de Behm, de Cohn, de Pinkuss, de Kreish, de Schütz, de Ruge, de Teuffel, et en Angleterre ceux de Munster, Longaker, Stevens, Thomas, Byers, Griffith, Thompson, qui, dans une série de communications, ont publié leurs cas personnels. Nous donnerons dans le cours de ce travail, à ces observations, la place et l'importance qu'elles méritent.

Mais déjà, ce simple aperçu historique suffit à montrer combien relativement rares et surtout combien disparates apparaissent les cas rapportés d'œdème du fœtus ; il semble qu'à ne s'en tenir qu'au symptôme œdème seul, on ne fait que grouper une série de faits les plus divers, sans aucun lien entre eux. On comprend, dès lors, quelle difficulté rencontre leur interprétation, et combien il devient délicat de découvrir dans chacun la relation exacte entre l'œdème et la lésion constatée, si bien que leur pathogénie ne peut être, pour le moment, qu'à la fois très complexe et très imprécise.

CHAPITRE PREMIER

ETUDE CLINIQUE

Peut-être cette partie de notre travail est-elle la moins importante, peu susceptible qu'elle est d'éclairer la nature de l'œdème du fœtus; mais il faut cependant chercher si rien n'est à retenir des symptômes notés chez la mère pendant la gestation, moins peut-être pour essayer de faire le diagnostic avant le travail, que pour en dégager des conditions étiologiques. Il est aussi bon de rappeler brièvement les circonstances de l'accouchement et de dire combien réduite est la viabilité de ces enfants : tels sont les principaux points de l'étude clinique que nous allons maintenant développer.

§ I. — SYMPTOMATOLOGIE

1° ANAMNESTIQUES ET ANTÉCÉDENTS

Une première donnée intéressante, d'après Ballantyne, consiste en ce fait que l'œdème du fœtus survient d'habitude chez des femmes assez avancées dans leur vie génitale, le plus souvent ayant dépassé la trentaine et le plus souvent aussi, grandes multipares. Le fait est peut-être exact dans le fond, mais il faut avouer qu'il comporte de nombreuses exceptions. Nous sommes d'accord avec l'auteur anglais pour reconnaître qu'il s'agit souvent en effet de multipares et parfois de grandes multipares, mais bien souvent aussi, ces malades n'ont pas un passé obstétrical très chargé ; et, à côté de l'observation unique de Ballantyne concernant une primipare, nous pouvons en présenter douze autres, même en excluant celle de Routh, où il s'agit d'une grossesse gémellaire avec un monstre acéphale et acardiaque, ce qui est un fait un peu particulier.

En ce qui concerne l'âge, neuf cas, seulement, il est vrai, sont relatifs à des mères ayant moins de trente ans, mais parmi celles-ci, nous trouvons des femmes de vingt-deux ans, de vingt-trois ans ; la plus jeune est une malade d'Opitz, primipare, et qui n'avait que dix-neuf ans. Nous voyons donc que rien de bien net ne se dégage de cette notion de l'âge et de la multiparité.

On peut dire la même chose de la recherche des accouchements antérieurs. Dans quelques cas, toutes les grossesses ont été normales, les accouchements se sont faits à terme, les enfants sont vivants, et tout à coup, sans aucune raison en apparence, survient un fœtus anasarqué avec de l'ascite. De temps en temps, on note bien quelques faits pathologiques comme dans le cas de Weber ou la cinquième et la sixième grossesse se sont terminées par des avortements ; ou bien ce sont simplement des accouchements prématurés ; d'autres fois, enfin, il y a eu des morts-nés ou des macérés qui éveillent des soupçons de syphilis ; mais il n'y a là rien qui doive nous arrêter longtemps, et bien plus curieux sont les cas d'accouchements répétés de fœtus œdématiés.

Il s'agit là certainement de quelque chose de très particulier, et les auteurs qui veulent voir dans l'œdème fœtal l'influence de l'organisme maternel tirent un argument d'une puissance évidente de la constatation de pareils faits : ils ne sont pas d'ailleurs très fréquents, mais ils méritent d'être analysés. La malade de Burton, d'abord, avait accouché d'un fœtus hydropique en 1861, et redevenant enceinte deux ans plus tard met au monde, dans des conditions semblables aux précédentes, un fœtus œdématié et présentant de l'ascite. Celle de de Sinéty (1878) était syphilitique et dans trois grossesses successives eut des enfants œdématiés. Dans le cas de Cöhn, l'alternance de grossesses normales avec des accouchements de fœtus morts-nés est encore plus singulière : cette femme a d'abord dans ses cinq premières grossesses trois avortements; à la sixième, en 1881, elle accouche d'un fœtus très œdématié, mais la septième grossesse (1882) va à terme avec un enfant vivant; puis, voilà qu'à la huitième grossesse (1883) elle donne le jour à un enfant très œdématié qui meurt peu après sa naissance; même chose à la neuvième grossesse (1885), à la dixième enfin, elle avorte à trois mois d'un fœtus macéré. Ruge, en 1887, parle aussi d'une malade qui, après avoir eu deux enfants vivants, accoucha à ses troisième et quatrième grossesses d'un fœtus œdématié dont le dernier surtout présente un degré d'anasarque extrême. La troisième observation de Ribemont (1889) a trait à une malade de quarante ans, nonipare, qui, à ses septième, huitième et neuvième grossesses, a un enfant hydropique, les six premières grossesses ayant d'ailleurs été normales et terminées par des accouchements d'enfants vivants. Dans un cas rapporté par Ballantyne, la mère âgée de trente-sept ans avait eu des enfants œdématiés à ses neuvième, dixième et douzième grossesses. Enfin, Charles, de Liège, publie l'observation d'une femme de quarante-deux ans qui eut des enfants œdématiés à sa cinquième et à sa sixième grossesse. Pour le moment nous ne conclurons rien de ces faits, nous réservant de discuter leur importance en temps voulu, et nous nous bornerons à noter cette répétition d'états morbides chez les enfants successifs de mêmes parents, qui doit éveiller l'attention et faire penser au retour possible d'un œdème chez le fœtus quand surviennent certains symptômes pathologiques au cours d'une grossesse précédée de semblables antécédents.

La syphilis a été très souvent recherchée et c'est assez rarement qu'on a pu l'affirmer. Ce sont parfois, nous l'avons dit, des macérés qui éveillent l'attention à son sujet (obs. XIX, XXVIII, XXX, XXXIV, LVII), ou des accidents suspects chez l'un des enfants (effondrement des os du nez (obs. LXXVI). D'autres fois, en dehors ou en plus de pareils antécédents, la mère est reconnue spécifique (obs. XXIII, XXIV) parce qu'elle a été soignée pour des accidents antérieurs ou qu'elle en présente en évolution ; Fisher a, dans un cas, soupçonné la vérole sur la constatation d'une réaction de Wassermann positive ; mais, ainsi qu'il ajoute lui-même, toutes les recherches pour la mettre en évidence ont été négatives. Ballantyne insiste sur son absence remarquable qu'il considère comme la règle : peut-être serions-nous moins absolu.

La présence d'une maladie paternelle a été notée par plusieurs auteurs. Rappelons le cas d'Audebert où la syphilis paternelle était du moins avouée. Seulen s'est demandé si l'hydropisie et l'ictère d'un père qui succomba avant la naissance de son enfant hydropique n'étaient pour rien dans les lésions observées chez lui. Fuhr a signalé l'éthylisme et Ballantyne lui-même, dans un cas personnel, a trouvé un degré d'anémie prononcée chez le père. Mais en dehors de ces quelques cas, les observations sont muettes sur l'état de la santé paternelle, et, lorsqu'il en est question, c'est toujours à un point de vue négatif, et principalement pour nier la spécificité.

2° SYMPTOMES NOTÉS PENDANT LA GROSSESSE QUI SE TERMINE PAR L'EXPULSION D'UN FŒTUS ŒDÉMATIÉ

Les symptômes notés pendant la grossesse n'ont rien de caractéristique ; seule une habituelle répétition de certains d'entre eux est un fait assez spécial pour être ici mis en valeur.

Parmi les accidents pathologiques de la mère pendant la grossesse, une distinction s'impose : ou bien les troubles notés sont uniquement constitués par la distension utérine et les phénomènes de compression qu'elle détermine ; c'est véritablement la maladie du produit de conception qui les entraîne et c'est avec eux qu'on peut essayer de faire l'histoire de l'œdème du fœtus pendant la grossesse. Ou bien un tableau symptomatique précis, correspondant à une affection déterminée, ajoute ses signes aux précédents, et l'on peut se demander alors si, dans une certaine mesure, la maladie de la mère n'est pas intervenue pour déterminer l'hydropisie, et c'est avec ces faits qu'il faudra étudier l'influence étiologique des affections maternelles.

Grossesse pathologique de par la maladie du fœtus.

Quand on parcourt les observations et que l'on analyse de près celles où une relation est donnée de l'état de la mère pendant la grossesse, on trouve que chez elle, parfois, tout est normal ; aucun signe alarmant n'est venu se manifester et provoquer un examen médical ; bien plus, celui pratiqué au moment du travail montre un utérus normal dont la tension et le volume n'ont rien d'excessif.

Symptômes fonctionnels. — Mais bien plus souvent la grossesse est pénible, mal supportée, les malades accusent des troubles fonctionnels d'intensité variable. Elles éprouvent une sensation de tension, de pesanteur abdominale ; le volume exagéré de leur ventre les inquiète ; elles sont comme la malade de de la Motte qui « étant extraordinairement grosse, quoique encore éloignée du terme de son accouchement..... l'envoya prier de venir la voir pour qu'il lui dise son sentiment sur cette prodigieuse grossesse ». Ce fait frappe surtout les multipares chez qui l'augmentation de volume du ventre, par comparaison avec les grossesses précédentes, est naturellement mieux observée. Quant à la marche même des accidents, elle est très variable : tantôt, c'est d'une façon très régulière et progressive que l'utérus augmente de volume; tantôt, c'est brusquement et en quelques jours que s'installe un syndrome d'hydramnios aigu, que l'examen montre typique et dont on peut chaque jour suivre les progrès en mesurant la hauteur utérine. Teuffel, en trois jours, observa un changement complet dans l'état de sa malade ; des douleurs très violentes et continuelles étaient survenues; l'utérus très douloureux avait soudain augmenté de volume et était devenu dur, donnant la sensation d'un myome, au point que, sans un examen précédent, on aurait pu hésiter sur le diagnostic de grossesse et qu'on put penser, à un moment, à une grosse hémorragie placentaire que la soudaineté des accidents et l'état hémorragipare dû à un ictère rendaient plausible.

Œdèmes. — La surdistension utérine entraîne parfois, comme celle résultant d'un hydramnios, de l'œdème des membres inférieurs et de la paroi abdominale. C'est là quelque chose de banal que l'on trouve signalé non seulement dans les observations d'œdème du fœtus et d'hydramnios, mais aussi dans tous les cas où une tumeur abdominale volumineuse détermine des troubles circulatoires ; à ce titre, l'œdème présenté par les malades n'a rien de caractéristique, mais, cependant, on ne peut moins faire que d'être frappé de *son intensité* et aussi, dans certains cas, de *son étendue.* Munster, par exemple, rapporte l'observation clinique d'une malade qui présentait un anasarque énorme avec œdème des jambes et de la paroi abdominale; et comme cet œdème paraissait dû simplement à une hydramnios et qu'il disparut rapidement après l'accouchement, il est logique, comme avait pensé l'auteur, d'en faire un œdème secondaire. Dans un cas d'Opitz (obs. XII), l'œdème n'était pas ainsi généralisé, mais il était particulièrement intense, au point de faire soupçonner à l'auteur, qui avait déjà rencontré des états semblables, un œdème généralisé du fœtus. La malade de Charles avait des grandes lèvres œdématiées presque aussi grosses que des têtes de fœtus. Il faut donc retenir l'importance de cet œdème maternel, et, pour peu qu'il dépasse les limites et l'intensité que l'on est habitué à lui voir dans la majorité des cas, on pourra avoir l'attention éveillée du côté d'une hydropisie fœtale concomitante possible.

Albuminurie. — Parallèlement à l'œdème des membres inférieurs de la paroi abdominale, on observe chez les malades de l'albuminurie qui tantôt est très abondante et tantôt faible sans avoir, du reste, par sa présence et son intensité, de rapport direct avec l'œdème maternel. Elle constitue un symptôme fréquent, mais mis à part les cas de néphrite authentique que nous étudierons plus loin, elle est trop banale et trop souvent rencontrée ailleurs, pour que sa constatation ait un intérêt quelconque.

Symptômes objectifs. — L'examen de l'utérus, à part les cas rares où il ne montre rien de particulier, permet de constater une augmentation de volume qui est à peu près la règle. En fait, nous avons été frappé de la fréquence vraiment très grande de l'hydramnios évoluant en même temps qu'une hydropisie fœtale.

Quand cette hydramnios survient dans une période avancée de la grossesse, elle n'offre rien de particulier au point de vue symptomatique, et soit qu'elle ne soit pas encore assez abondante pour apporter une gêne à la recherche de la situation du fœtus, soit que des examens antérieurs aient donné sur ce sujet toutes les précisions désirables, elle n'existe que comme un symptôme surajouté à celui de la grossesse.

Lorsque, au contraire, il s'agit d'une hydramnios précoce, on peut être en présence d'une grossesse gémellaire ; l'œdème généralisé du fœtus est assez rare dans ces conditions ; il se voit plus en tout cas dans les univitellines que dans les bivitellines, et, dans l'une comme dans l'autre, l'hydramnios qui l'accompagne, limitée à un des œufs ou existant dans les deux, rend souvent difficile le diagnostic de la gémellaire.

Mais dans tous les cas on n'a, par l'examen, aucun renseignement qui permette de penser à l'œdème du fœtus, et il y a tant de cas d'hydramnios simple ou d'hydramnios dans les gémellaires, qui s'accompagnent d'un état tout à fait normal de l'enfant, qu'en présence d'un gros utérus avec hydramnios on ne peut que trouver les signes de cette affection, sans pouvoir même soupçonner l'état du produit de conception, dont on ne connaît souvent pas le nombre, ni même parfois les conditions de vitalité.

D'autres fois, on trouve un utérus plus volumineux

que l'âge de la grossesse, mais sans fluctuation, san hydramnios, et constatant la présence d'un seul fœtus on fait le diagnostic de gros enfant. C'était par exempl l'avis de de la Motte qui répondit à sa malade « qu'il n' avait aucun lieu de s'inquiéter de son état ; qu'un enfar un peu gros, un arrière-faix épais, des eaux en plu grande quantité qu'il ne devait y en avoir, ou qu'au pi aller deux enfants pouvaient être la cause de cett grossesse extraordinaire ». C'était aussi le cas de l malade de Seulen qui devint si grosse au cinquièm mois de sa grossesse, qu'elle crut à la présence de deu jumeaux. Cependant l'examen montra à cette époqu qu'il n'y avait qu'un enfant et que le liquide amniotiqu n'était pas très abondant ; et on conclut que l'enfar était d'un volume inaccoutumé.

Un signe également noté dans plusieurs observation est la faiblesse des mouvements fœtaux, dont s'inquiè tent les malades et qui peut exister en dehors de tout hydramnios.

En somme, et d'une manière générale, l'œdèm généralisé du fœtus, quand il existe seul, se présent avec le syndrome clinique de l'hydramnios ou du gro enfant ; il existe parfois au cours d'une grossesse gémel laire difficile elle-même à reconnaître quand le liquid amniotique est abondant ; et les symptômes qui l'accom pagnent, troubles fonctionnels, œdèmes, albuminurie ne sont guère capables de fournir un élément de valeu absolue pour le diagnostic.

Grossesse pathologique par affection maternelle déterminée.

Il convient maintenant de dire quelques mots des grossesses rendues pathologiques par l'évolution d'une maladie déterminée chez la mère, et c'est à dessein que dans l'étude des antécédents des malades nous avons négligé de signaler l'existence d'affections chroniques antérieures ; pour ce qui concerne les néphrites en particulier, on leur voit présenter parfois au cours de la gravidité de véritables poussées qui les font ressembler à une affection aiguë et permettent de les confondre, au point de vue clinique, dans le groupe des maladies apparues pendant la grossesse.

La néphrite est la maladie le plus souvent notée, sans doute parce qu'elle a été le plus attentivement recherchée. Elle peut être ancienne, ou bien survient pendant la grossesse qui se termine par l'accouchement d'un fœtus œdématié ; et si la malade est une multipare avec toute une série d'accouchements normaux, à terme, antérieurs, on voit qu'on peut être amené à discuter l'influence de la lésion rénale sur le fœtus.

Au point de vue clinique, son évolution n'a rien, par exemple, qui permette de soupçonner cette influence. L'albumine peut être en plus ou moins grande quantité ; on trouve dans l'urine, comme dans toute néphrite, des cylindres granuleux, des cylindres hyalins, des globules rouges (Sitzenfrey). Les œdèmes qui avaient pu exister lors des grossesses précédentes sont peut-être un peu plus marqués ; nous n'avons rien à ajouter à leur sujet, sinon qu'ils peuvent alors être généralisés, atteindre la face, le tronc, la région lombaire, montran par leur étendue leur origine rénale.

Les accidents donnés par l'évolution de l'affectio rénale ont pu être assez intenses dans certains cas pou faire poser l'indication d'un accouchement provoqué Dans le cas de Sanger on avait noté de la rétinite albuminurique. Dans celui de Griffite, malgré un traitemen médical sévère, l'œdème continua à augmenter et, pa son extension, fit prendre la décision d'interrompre l grossesse. D'autres fois, la néphrite n'a pas été incompatible avec une évolution normale de la grossesse en somme, rien encore ici qui soit vraiment particulie à l'œdème du fœtus.

On en peut dire autant de toutes les autres maladie de la mère : l'éclampsie qui est survenue, soit pendant l travail, soit après l'accouchement dans les cas de Behm de Guéniot et de Vecchi, la coexistence d'une cardiopathie, qu'on trouve signalée par Ballantyne et qui exist dans le cas de Charles, ont le tort d'être trop banales e d'évoluer trop souvent chez des femmes qui mènen leur grossesse à terme et dont l'enfant ne présente rie de spécial pour mériter de retenir l'attention.

Les affections hépatiques, l'ictère sont passibles du même reproche. Les maladies du sang, avec un éta d'anémie plus ou moins prononcé, également notée dans un certain nombre d'observations, n'évoluent pas dans le cas d'œdème du fœtus, d'une manière différente de ce qu'on est habitué à connaître de leur symptomatologie ; et insister davantage sur d'aussi communs symptômes n'est guère à même d'éclairer la nature de l'hydropisie fœtale par l'ensemble des conditions cliniques qui président à son évolution.

Mentionnons cependant, pour être complet, la malaria, rencontrée dans quelques cas, et disons enfin que l'examen du fœtus n'a jamais rien révélé qui puisse donner des présomptions sur la manière dont il est influencé par la maladie de la mère : sa mort ou son existence sont les seules choses que l'on puisse affirmer.

§ II. — L'ACCOUCHEMENT, DANS LES CAS D'ŒDÈME GÉNÉRALISÉ DU FŒTUS

L'accouchement d'un fœtus hydropique est presque toujours prématuré et très souvent dystocique.

1° LA DATE

La date varie dans une assez large mesure, depuis le cinquième mois jusqu'au voisinage du terme. Il est impossible, à ce sujet, de fixer une moyenne précise, car beaucoup d'observations sont muettes sur les conditions cliniques de la grossesse et du travail et, parmi celles où il en est fait mention, on en trouve où la date de l'accouchement est passée sous silence, sans qu'on soit en droit d'en conclure qu'il s'est fait à terme. En général, on peut dire que la plupart des accouchements se font autour du septième mois, et en tout cas du septième au huitième mois. L'influence générale de la gémellité disparaît plus ou moins devant celle de l'œdème fœtal, et l'expulsion des fœtus œdématiés des grossesses gémellaires n'est pas plus précoce que les autres.

Nous ne parlons pas, naturellement, à ce propos, des accouchements provoqués pour lesquels l'extension de l'œdème ou l'hydramnios ont été, à diverses époques de la grossesse, des raisons suffisantes pour l'interrompre ; d'ailleurs, le moment où ont été pratiquées ces interventions est à peu de chose près celui de l'accouchement spontané dans les autres cas. Il semble enfin que l'époque du travail soit ici, comme dans les cas d'hydramnios banale, plus ou moins en rapport avec la distension utérine, mais le rapport n'est pas mathématique et comporte de nombreuses exceptions.

2° CIRCONSTANCES DU TRAVAIL

Dans la majorité des cas, dès les premières douleurs, la poche des eaux se rompit de façon précoce, avant que la dilatation soit complète, ainsi qu'il arrive communément dans l'hydramnios ; le liquide amniotique s'écoule alors abondamment. Quand, par suite d'inertie de l'utérus causée par sa distension, le travail traîne dans les premières heures, c'est l'accoucheur qui pratique la rupture des membranes afin de soulager l'utérus et de favoriser sa contraction : il est alors arrivé que dans ces circonstances la rupture des membranes ne soit pas suivie d'un écoulement d'eaux très abondant alors que l'examen de l'utérus avait pourtant fait croire à une grande quantité de liquide amniotique, et plusieurs en ont été surpris ; ils ont soulevé la présentation, pensant qu'elle vient faire bouchon sur le col, mais sans plus de succès : c'est qu'en réalité la quantité de liquide amniotique était normale et les dimensions excessives de l'utérus ainsi que la tension de ses parois étaient uniquement le fait de l'hydropisie fœtale.

En tout cas, dès ce moment, que ce soit dans un but thérapeutique, pour rompre les membranes, ou simplement pour se rendre compte du degré de dilatation lorsqu'un examen est fait, on reconnaît l'œdème du fœtus en même temps que la présentation : le doigt arrive sur une masse molle, donnant la sensation de l'œdème, dans laquelle il s'enfonce plus ou moins, en déterminant un godet d'empreinte ; il est impossible de sentir les sutures et les fontanelles sur une présentation du sommet, et par suite, quelques difficultés se rencontrent dans le diagnostic. Jakesch comparait la mollesse d'une présentation du siège à celle d'une poupée de caoutchouc. Porté sur les côtés de la présentation, et le long du corps de l'enfant, le doigt rencontre partout cette même sensation au niveau du cou, du tronc, de l'abdomen, des membres qui sont déformés par l'infiltration au point d'être méconnaissables.

Les présentations sont presque toujours longitudinales ; nous ne connaissons que le cas de Weber avec une présentation de l'épaule. Tous les autres sont des sommets ou des sièges, ces derniers assez fréquents, du fait de la prématurité d'abord et peut-être aussi des conditions nouvelles que créent à l'accommodation l'hydropisie et l'ascite, qui est à peu près de règle. On trouve encore signalées quelques présentations du front qui reconnaissent certainement pour cause un défaut de la flexion que l'œdème du cou empêche à une présentation céphalique d'exécuter complètement.

3° DYSTOCIES

Les premières complications apparaissent au moment de l'expulsion. La femme a pourtant des douleurs violentes et rapprochées « autant qu'une jeune femme forte et vigoureuse peut les souffrir dans un travail » (de la Motte); et cependant la descente ne fait aucun progrès; ou bien c'est l'altération des bruits du cœur qui inquiète l'accoucheur et le pousse à intervenir pour précipiter l'accouchement. Dans le premier cas, une exploration intra-utérine est faite, un toucher manuel qui reconnaît la cause de la dystocie; dans l'autre, les premières tentatives exécutées pour extraire le fœtus sont arrêtées de suite par des difficultés considérables.

Il est difficile de faire une statistique sur la fréquence des dystocies dans l'œdème généralisé du fœtus, car beaucoup d'observations ne renseignent pas sur les circonstances de l'accouchement : cependant, sur 58 d'entre elles où il en est dit quelques mots, 29 fois seulement l'expulsion a été spontanée, ce qui donnerait 50 pour 100 de dystocie. Ce chiffre est sans doute un peu fort, d'autant qu'il faut distinguer des degrés.

Tantôt la dystocie est légère (17 fois) : il a fallu aider de quelques tractions vigoureuses un travail prolongé malgré les douleurs violentes ou bien même faire une application de forceps. Tantôt elle est grave (12 fois) : on a été conduit à des paracentèses, à des mutilations ; ou bien des décollations, des déchirures se sont produites.

Comme cause de dystocie moins fréquente et n'ayant d'ailleurs pas de rapport direct avec l'œdème, nous pouvons citer l'hydrocéphalie (1 cas), la procidence du cordon (1 cas), le placenta prævia (1 cas).

La plupart du temps, la dystocie dans l'hydropisie du fœtus tient soit à l'excès de volume total de l'enfant, soit à celui de l'abdomen, soit aux deux à la fois, mais c'est assurément la dystocie du tronc, due à l'ascite, qui est la plus fréquente; on la rencontre dans la majorité des cas. Dans les présentations du sommet, la tête est descendue sans incidents ; elle est apparue à la vulve, s'est dégagée normalement, et à ce moment l'accoucheur voulant terminer l'extraction tire sur cette tête sans parvenir à faire descendre le reste de la présentation. Il est arrivé alors que, même sans manœuvres brutales et sans déployer une force exagérée, une décollation spontanée s'est produite, tant est grande la friabilité des tissus fœtaux infiltrés. On doit alors mettre la main dans l'utérus pour finir le dégagement, ou si cela ne suffit pas, pratiquer la paracentèse et évacuer une quantité variable de liquide, après avoir reconnu la cause de la dystocie : règle générale, l'accouchement se termine alors avec la plus grande facilité.

Dans les présentations du siège, c'est tout de suite, dès les premières tractions sur les membres inférieurs du fœtus que l'on est arrêté et que l'on reconnaît la cause de la dystocie. La paracentèse peut suffire alors à faciliter l'extraction ; mais il arrive aussi, comme dans le cas de Kreish, que la descente faite jusqu'à l'ombilic soit de nouveau entravée par l'excès de volume du thorax. Il devient alors nécessaire de pratiquer une nouvelle ponction, après quoi la terminaison de l'accouchement est enfin possible.

Dans quelques circonstances ce n'est pas à l'accumulation de liquide dans l'abdomen qu'est dû l'arrêt du travail. Guéniot, dans un cas, ne retira aucun bénéfice de la paracentèse, car elle ne donna issue qu'à 60 centimètres cubes de liquide, et l'abdomen supposé ascitique contenait en réalité une volumineuse tumeur constituée par un énorme rein polykystique qu'il fallut morceler et enlever par fragments : c'est un exemple de cas grave de dystocie.

Enfin, dans un certain groupe de faits, la dystocie relève de l'excès de volume total de l'enfant et on conçoit quelles difficultés peuvent en résulter vu l'impossibilité où l'on est de réduire les dimensions du fœtus par une intervention facile et simple comme la ponction de l'abdomen, désormais inutile. On peut avoir alors de la peine à mobiliser le fœtus dans l'utérus, on est conduit à des cranioclasies, à des interventions mutilantes, graves pour la mère, dont les tissus sont eux aussi œdématiés et friables. Et quand on songe à la facilité avec laquelle se déchirent les tissus du fœtus et s'arrachent les membres ou la tête, on comprend que les dystocies au cours de l'accouchement de fœtus hydropiques puissent être parmi les plus graves de celles causées par le fœtus lui-même.

De l'accouchement gémellaire nous ne dirons rien, car il se passe suivant le mode classique et le faible volume des jumeaux rend le plus souvent facile leur expulsion qui peut être spontanée.

Après l'accouchement, les dimensions du placenta, qui n'est pas encore expulsé, sont telles que le globe utérin offre encore un volume considérable ; Opitz raconte même qu'il s'est demandé s'il n'y avait pas un second fœtus dans l'utérus : l'examen lui montra qu'il n'en était rien, mais on comprend son hésitation, quand on lit dans son observation que ce placenta pesait le chiffre fabuleux de 2.280 grammes, et ce n'était pas un placenta de gémellaire.

Aucun accident bien particulier n'a été relevé au cours de la délivrance ; celle-ci est, la plupart du temps, spontanée ou faite par simple expression. Parfois, cependant, la longueur et les difficultés du travail, jointes à la distension extrême de l'utérus, ont pu être suivies d'une inertie qui a nécessité l'extraction manuelle du placenta. Les dimensions formidables de ce dernier, qui arrive à peser fréquemment 1 kg. 500, 2 kilos et plus, rendent compte également des difficultés de son décollement et de son expulsion ; mais, encore une fois, ces difficultés se rencontrent moins souvent qu'on serait en droit de les redouter.

§ III. — DIAGNOSTIC

1° PENDANT LA GROSSESSE

A voir le peu de précision qui règne dans la symptomatologie de l'œdème généralisé du fœtus, on peut se demander quel intérêt peut avoir dans son étude clinique la question du diagnostic pendant la grossesse et ce point de vue serait vite tranché par la négative si nous n'avions trouvé dans la communication d'Opitz en 1902 qu'à propos du cas présenté par lui le diagnostic d'hydropisie fœtale était à poser : c'est assurément dans toute la littérature la seule allusion faite au diagnostic dans un sens aussi positif; tous les auteurs, au contraire, Hergott entre autres, signalent son impossibilité vu le manque d'éléments précis pour l'établir. Mais, même en admettant que les conclusions de l'auteur allemand soient excessives et un peu hasardées, il est intéressant de considérer quels sont les faits qui doivent, du moins, attirer l'attention sur l'existence de l'hydropisie fœtale.

Or, ces faits sont au nombre de trois, il y a : 1° la connaissance d'accouchements antérieurs de fœtus œdématiés; 2° pendant la grossesse, l'existence d'un œdème très intense ou généralisé, avec ou sans albuminurie concomitante, et, 3° l'évolution d'une poussée aiguë de néphrite. Lorsqu'on est en présence de l'un de ces trois faits, que, d'autre part, l'utérus examiné est plus volumineux que le terme de la grossesse auquel il correspond, avec de la tension de ses parois, qu'il y ait ou non de l'hydramnios, on peut penser à un œdème du fœtus. L'absence d'une quantité exagérée de liquide amniotique est encore un point de plus en faveur de son existence.

Nous avons déjà vu l'intérêt que peut avoir la répétition de l'œdème fœtal chez la mère, et l'idée en viendra naturellement à l'esprit si, dans une des grossesses suivantes, un pareil ensemble de symptômes apparaît.

Mais Opitz n'avait pas la notion d'antécédents semblables pour établir son diagnostic, et c'est seulement sur l'intensité des œdèmes maternels étendus aux membres inférieurs et à la moitié inférieure de la paroi abdominale, qu'il conclut à une hydramnios avec hydropisie fœtale probable : conclusion exacte dans le cas particulier, mais fondée elle-même sur une impression trop imprécise ; à partir de quel moment peut-on dire que l'œdème chez la mère n'est plus en rapport avec l'hydramnios, surtout quand il s'y ajoute, comme dans le cas considéré, une albuminurie capable d'entraîner l'amaurose?

La fréquence de la néphrite dans le cours de la grossesse nous autorise à dire qu'on peut faire des réserves pour les cas où, en même temps qu'elle, s'installe un syndrome d'hydramnios aigu. En fait, il est certain qu'on ne rencontrera souvent alors qu'une hydramnios simple, et rien ne permet de dire que l'œdème fœtal y est surajouté; mais les observations récentes et très démonstratives de Lieven, de Sitzenfrey, tendent à établir un rapport si net entre la néphrite maternelle et la néphrite congénitale qu'on ne peut moins faire que tenir compte de ce rapprochement.

Il est donc possible et logique dans des circonstances données d'agiter l'hypothèse de l'hydropisie fœtale. Nul doute que, cependant, la naissance d'un enfant hydropique ne surprenne beaucoup d'accoucheurs, et qu'inversement des prévisions en apparence justifiées soient démenties par les faits. L'intérêt qu'aurait cependant la solution de ce problème serait de prévoir la dystocie.

Nous ne ferons que signaler une erreur plusieurs fois commise, qui a consisté à prendre pour de l'hydramnios une hydropisie fœtale. La tension de la paroi utérine peut être telle que l'on a conclu à une quantité exagérée de liquide amniotique et au moment de la rupture des membranes, on est tout surpris de voir quelle faible quantité s'en échappe. Sans doute peut-on dire qu'un œdème du fœtus ne donne pas une sensation de flot aussi nette et aussi franche que l'hydramnios, et que, dans ce dernier cas, la mobilité excessive du fœtus qui ballotte et fuit sous les doigs explorateurs, soit par le palper, soit par le toucher, est à opposer à la fixité presque absolue du fœtus hydropique gêné par son volume; mais comme un utérus très tendu par l'hydramnios ne permet guère d'arriver sur la présentation, on comprend que ce sont des nuances qui sont impossibles ou délicates à apprécier, et qui échappent plus ou moins à l'observateur.

2° PENDANT LE TRAVAIL

Pendant le travail, il n'en va plus de même et le diagnostic est régulièrement fait à ce moment par la constatation de la mollesse de la présentation; il se fonde sur le godet d'empreinte facile à déterminer sur la partie qui se présente et qui donne une sensation tout autre que celle d'une bosse séro-sanguine; d'ailleurs la notion d'une rupture récente des membranes ne s'accorde pas avec sa formation aussi rapide et suffira à éliminer cette hypothèse.

Plus difficile devient dans certains cas le diagnostic de la présentation : la mollesse et l'épaisseur du cuir chevelu infiltré masquent à un tel point la surface dure et lisse des os du crâne qu'on a pu prendre un sommet pour un siège.

L'exploration intra-utérine, si elle renseigne sur l'orientation du fœtus, amène d'autre part les doigts explorateurs sur des petites parties tellement déformées par l'œdème qu'on aura parfois quelque peine à les identifier.

Après avoir reconnu l'œdème généralisé du fœtus, il sera bon d'apprécier le volume de l'enfant et surtout de porter son attention sur celui de l'abdomen vu la fréquence et la gravité des dystocies par excès de volume du tronc, afin d'y apporter aussitôt, si elles se produisent, un traitement opportun. Il faut, à ce propos insister sur le toucher manuel intra-utérin qui est le seul moyen de se rendre compte de la cause de la dystocie et que l'on devra pratiquer dès l'apparition des premières difficultés (arrêt de la descente, obstacles à l'extraction).

§ IV. — PRONOSTIC

1° POUR LA MÈRE

a) Suites de couches.

Autant les complications de l'accouchement sont graves, autant ses suites sont simples pour la mère, dans la majorité des cas et compatibles avec un rétablissement rapide. Et non seulement, c'est la bénignité des suites immédiates qui est le fait presque constant dans nos observations, et que la gravité des interventions obstétricales n'aurait pas permis d'espérer, mais aussi la régression rapide des symptômes fonctionnels, la disparition immédiate, en quelques jours, des œdèmes les plus étendus et qui fait qu'en dépit des dystocies graves l'accouchement d'un fœtus atteint d'anasarque est pour la mère un événement favorable en somme à son état de santé. On ne note même pas d'infections sérieuses à la suite des interventions obstétricales les plus graves et des mutilations fœtales.

Il est là encore impossible, vu l'insuffisance des renseignements, de faire une statistique sur la morbidité après l'accouchement de fœtus hydropiques. La plupart du temps, lorsque les auteurs parlent des suites de couches, c'est pour dire qu'elles sont normales. Dans deux cas seulement, il y a eu apparition de crises d'éclampsie après l'accouchement (Cöhn, Vecchi); dans un cas, une phlébite (Ludwig); dans un autre enfin, une rétention placentaire ayant nécessité un curettage ultérieur (Nieberding). Une seule malade est morte (Opitz) à la suite des hémorragies causées par un placenta prævia.

b) **Avenir obstétrical des malades.**

Le pronostic éloigné ne doit pas être assombri par la naissance d'un enfant œdématié; nous voulons dire par là qu'il serait exagéré de redouter dans les grossesses ultérieures la répétition d'accidents semblables, qui, si elle existe, est du moins assez rare, pour ne pas dire exceptionnelle. La plupart des observations sont évidemment muettes sur l'avenir obstétrical des malades, mais le fait qu'elles aient pu mettre au monde autrefois des enfants normaux ne doit pas faire penser qu'elles sont soudain devenus incapables de mener une grossesse à terme, à moins qu'une maladie sérieuse ne soit en cause et capable d'influencer réellement le produit de conception; alors le pronostic à établir est subordonné à l'affection maternelle plus qu'à l'anasarque fœtal, qui lui, n'a été qu'un incident sans valeur et ne saurait indiquer par son apparition l'impossibilité pour les malades d'avoir des enfants vivants. C'est donc une grossesse pathologique accidentelle.

2° POUR L'ENFANT

Le seul point qui, dans cette question si discutée et si obscure, ne rencontre aucune contradiction et ne comporte pas d'exception est celui de l'avenir de l'enfant : tous les auteurs sont unanimes à signaler sa mort. Quelques-uns de ces enfants étaient déjà morts dans l'utérus, un jour ou deux avant l'accouchement, d'autres ont succombé pendant le travail soit spontanément, soit au cours des interventions pratiquées sur eux. Un assez grand nombre toutefois sont venus au monde vivants, mais c'est pour mourir en quelques instants après avoir fait deux ou trois mouvements respiratoires; c'est à peine si certains ont même pu être ranimés. Les plus fortunés ont vécu quelques minutes à quelques heures, rarement une journée entière. La plus longue survie a été notée par Bourret chez un enfant qui n'a succombé qu'au bout de sept jours : à la comparer aux autres cas, on peut dire qu'elle est extraordinaire. Pendant ce temps, cet enfant avait eu de la peine à s'alimenter en raison de l'œdème de la face qu'il présentait, il eu de l'albumine dans ses urines, son œdème diminua un peu et comme les autres il est mort sans avoir rien présenté de spécial. En somme, la mortalité de cette affection intra-utérine est surtout marquée après la naissance, ces enfants ne survivent jamais et pour employer le joli mot de Ballantyne, on peut dire que ce sont véritablement des « water-babies ».

§ V. — CONSIDÉRATIONS THÉRAPEUTIQUES

Elle seront très brèves, car il ne nous appartient pas de faire ici l'histoire des dystocies du tronc, point sans doute le plus intéressant de cette étude obstétricale, mais que les traités d'accouchement ont suffisamment développé.

Bien que le diagnostic ne soit jamais fait avec certitude avant le travail, on peut se demander si une thérapeutique quelconque est à instituer pendant la grossesse.

Il est certain que lorsqu'on soigne une néphrite, une syphilis maternelle, on entend bien faire profiter l'enfant de ce traitement, mais la rareté de l'œdème fœtal ne permet pas de considérer que ces divers traitements soient dirigés contre lui : seuls les faits d'œdèmes fœtaux à répétition peuvent faire poser la question. A ce point de vue, parmi les indications que le traitement de la mère doit remplir, Prouvost a signalé le régime déchloruré : il l'a employé lui-même avec succès chez une femme XI pares dont l'enfant était mort in utéro, dans sept grossesses successives; l'institution du régime déchloruré appliqué pendant les deux dernières grossesses réussit parfaitement et les deux enfants vinrent vivants. Aussi l'auteur pensa-t-il être en présence d'une chlorurémie fœtale répétée et la cure hypochlorurée lui apparaît comme le traitement de choix de l'œdème généralisé du fœtus.

Nous n'avons pas trouvé dans la littérature de mention faite d'autres méthodes thérapeutiques, et celle-ci mérite d'être signalée, car elle répond à des conditions pathogéniques parfaitement vraisemblables. Seul Ballantyne conseille de traiter avec plus d'attention les malades qui dans des grossesses précédentes ont donné le jour à des fœtus hydropiques, mais il n'entre dans aucun point de détail.

Pendant le travail, et une fois le diagnostic posé, l'accoucheur devra se tenir prêt à intervenir dès qu'il y a un obstacle à l'accouchement : extractions par le forceps, réduction du volume de la tête par craniotomie ou basiotripsie, et surtout ponctions successives de l'abdomen, du thorax, éviscération même, si c'est nécessaire, telles sont les interventions qui permettront de terminer l'extraction la plus laborieuse.

Une fois l'enfant venu au monde, il n'y aura malheureusement pas grand'chose à tenter pour essayer de prolonger une existence aussi précaire que la sienne, s'il n'a pas déjà succombé pendant le travail. Est-il même utile comme l'ont fait certains d'attendre pour sectionner le cordon que se soient établis les premiers mouvements respiratoires : la chose est soutenable. On fera évidemment comme d'usage le traitement de la mort apparente.

Ballantyne est allé plus loin, et préconise l'évacuation des épanchements, la thoracenthèse surtout dans l'espoir de voir la respiration s'établir. Son opinion se fonde sur des succès thérapeutiques dans l'anasarque du nourrisson, qui ne sont peut-être pas absolument comparables comme étiologie et pathogénie. Espérer d'aussi heureux résultats chez un fœtus hydropique est peut-être bien chimérique ; mais puisque dans quelques cas l'examen des tissus et des organes n'a pas montré de lésions suffisantes pour exclure tout espoir de survie si la respiration avait pu s'établir, il est légitime de mettre en œuvre ce traitement. C'est un espoir bien incertain, mais c'est tout de même comme il le dit, « a flicker of hope ».

CHAPITRE II

ANATOMIE PATHOLOGIQUE

Il est peut-être difficile de faire une étude anatomo-pathologique claire et précise, c'est cependant là le point important et il serait à souhaiter que les observations qui seront publiées dans l'avenir apportent un peu de clarté aux données très confuses qui se dégagent de celles dont nous avons pu prendre connaissance. Il faudrait examiner avec soin tous les organes et faire des coupes histologiques de chacun d'eux ; et il faudrait aussi, parmi les lésions qu'ils présentent, savoir faire la part exacte des altérations cadavériques, auxquelles on n'en a peut-être pas fait une assez importante.

Ces réserves faites, nous pouvons dire que ce qu'il y a de plus frappant au point de vue anatomique, c'est la diversité des lésions rencontrées dans les différents appareils, et pour faire une étude complète nous passerons d'abord tous les organes en revue en indiquant les altérations notées à propos de chacun d'eux; puis dans une vue d'ensemble, nous essayerons d'en faire une classification qui permette de les rattacher à des groupes de faits déterminés et de voir leurs combinaisons et leurs associations.

Première partie. — ETUDE ANALYTIQUE

Nous étudierons successivement le fœtus puis le délivre.

§ I. LE FŒTUS

1° DESCRIPTION MACROSCOPIQUE GÉNÉRALE

L'aspect si particulier présenté par le fœtus hydropique a suffi pour isoler par son seul caractère dans une catégorie spéciale ceux des enfants nouveau-nés qui le présentaient. Bien qu'il ne soit au fond qu'un symptôme, qu'un fait en soi secondaire, il mérite tout de même à cause de son extension et son intensité de rester à la base de cette classification, et le terme d'œdème généralisé du fœtus qui lui sert de titre se justifie parfaitement.

Rien n'est plus singulier, en effet, que l'aspect présenté par l'enfant à la naissance et ceux qui l'ont comparé aux grandes anasarques des brightiques sont encore restés en dessous de la vérité. Nous aurions pu illustrer cette thèse par la série des photographies dont les auteurs récents ont fait suivre leurs communications : toutes se ressemblent plus ou moins en dehors de la prédominance de l'œdème parfois plus marquée en certains points.

Un état d'infiltration généralisée du tissu cellulaire sous-cutané joint au gros volume de l'abdomen constitue la plus évidente et la plus constante des altérations notées à l'examen macroscopique. Le fœtus déformé par l'anasarque a une apparence monstrueuse, il affecte les formes les plus bizarres. L'aspect de la face surtout est vraiment hideux, avec gonflement des paupières et des joues. Les yeux, le nez disparaissent sous l'œdème des parties voisines et ne sont plus marqués que par de simples sillons au fond desquels on a peine à les découvrir. Les paupières supérieures extrêmement distendues ajoutent leur infiltration à celle de la peau qui recouvre les bosses frontales pour en faire une tuméfaction unique qui descend jusqu'au contact des joues. Conformément à ce qui se passe pour limiter la topographie de la bosse séro-sanguine dans les présentations de la face, le nez reste indemne mais plus ou moins caché. Les lèvres épaissies, énormes, circonscrivent un orifice buccal étroit où l'on introduit à peine le doigt. La lèvre supérieure affecte parfois la forme d'un accent circonflexe très aigu.

A l'intérieur de la bouche, la face interne des joues bombe sous forme de masses gélatineuses saillantes. La langue est large, infiltrée ou repliée en forme de gouttière longitudinale. Parfois les loges sous-maxillaires sont remplies par une tuméfaction qui se prolonge sous forme de poches descendant sur les épaules.

Sur le cuir chevelu l'infiltration de la bosse séro-sanguine s'ajoute à l'œdème pour augmenter son épaisseur qui atteint plusieurs centimètres ; parfois, c'est simplement l'œdème qui, refoulé sur le vertex par le passage de la tête dans l'excavation ou débordant sur un côté, semble allonger la tête en déterminant une saillie volumineuse et molle. Le cou disparaît, réduit à un sillon circulaire que creusent encore plus profondément les circulaires du cordon (Nyhoff).

Le thorax est distendu, volumineux, de par l'épanchement qu'il contient et l'œdème qui le recouvre ; on ne peut sentir les côtes à travers la couche épaisse du tissu cellulaire infiltré ; mais l'abdomen surtout est énorme, étalé ou bien au contraire saillant et dur, en raison de l'ascite ; il atteint jusqu'à 45 ou 50 centimètres de circonférence ombilicale. Les veines superficielles y apparaissent saillantes, gorgées de sang, comme dans les cas d'ascite de l'adulte (Burton, Truzzi).

Au niveau du dos et des lombes, l'œdème est aussi intense et on détermine aisément un godet de 2 à 3 centimètres de profondeur (Weber).

Les membres sont également infiltrés ; ils peuvent donner au premier abord l'aspect d'un fœtus achondroplasique car la distension des téguments du tronc par l'œdème fait paraître plus court leur segment proximal et, comme il est souvent impossible d'y sentir les os, il faut une dissection ou une radiographie pour apprécier leurs dimensions réelles. On les voit affecter des formes irrégulières avec des renflements, des sillons plus ou moins circulaires. L'avant-bras dont l'œdème se continue avec celui de la main peut donner alors à l'extrémité du membre supérieur une forme qui le fait ressembler à un gant d'escrime (Sanger) ; ou bien, s'il existe un sillon au niveau du pli articulaire du poignet, la surface plane du dos de la main est remplacée par une sorte de demi-sphère œdémateuse.

Les doigts sont presque invisibles, boudinés, repliés dans la paume.

Même disposition aux membres inférieurs, aux cuisses qui sont énormes et que l'œdème a distendues surtout aux dépens de leur face interne. Les mollets, le dos du pied sont arrondis en tuméfaction régulière. L'œdème envahit la région hypogastrique, il infiltre le scrotum, la verge, s'ajoute à l'hydrocèle déjà existante, ou bien distend les grandes lèvres, et semble remplir les organes génitaux d'une gelée tremblotante et translucide.

Partout la peau a une teinte cireuse, un aspect luisant, tendu, prêt à se rompre, sur les membres principalement qu'il est impossible de plier sans risque de la déchirer (Lawson Tait). Quelquefois, elle a une couleur rosée ou même rouge foncé. Çà et là, quelques éraillures déterminées par les instruments ou simplement par les tractions manuelles qui ont déchiré la peau, très friable, comme tous les tissus du fœtus : de ces petites plaies coule une sérosité claire et abondante. Parfois, et cela arrive surtout quand l'enfant était mort deux à trois jours avant l'accouchement, un début de macération apparaît évidemment favorisé par l'anasarque ; l'épiderme est soulevé par places laissant le derme à nu, des phlyctènes se montrent en plusieurs points, à contenu séro-sanguinolent.

L'œdème n'a pas toujours une intensité aussi grande. Les déformations que nous venons de décrire peuvent s'observer à des degrés divers à partir de ce maximum. La généralisation du processus est du moins la règle, bien que dans certaines circonstances sa prédominance sur certaines parties du corps marque une répartition inégale : tantôt c'est un membre ou une partie d'un membre qui reste à peu près indemne, la main, dans le cas de Schütz ; tantôt c'est sur un côté que l'œdème prédomine laissant l'autre presque sain (Sanger) ; tantôt enfin, suivant une disposition en quelque sorte contraire à ce qu'on voit se produire chez l'adulte, il arrive que l'œdème décroît de la racine du membre à son extrémité ; un degré de plus et les membres eux-mêmes gardent leur finesse accoutumée (Sanger, Teuffel) laissant seuls œdématiés le tronc et la tête.

Vient-on à inciser les téguments, on voit que le tissu cellulaire sous-cutané infiltré atteint une épaisseur considérable et se laisse facilement décoller. C'est surtout sur la paroi abdominale que cet œdème du tissu cellulaire a été noté avec la plus grande fréquence ; peut-être est-ce simplement par suite de la nécessité où l'on a été de l'inciser pour faire l'autopsie et, par là même, de se rendre compte de son épaisseur, car il est vraisemblable que toute l'étendue du tégument doit présenter ce caractère.

Des lèvres de l'incision s'écoule une sérosité abondante de couleur claire, limpide, comme elle suintait déjà spontanément des petites érosions faites à la peau pendant l'extraction et il n'est pas rare qu'en abandonnant le cadavre sur un plateau un certain temps, on ne l'ait trouvé au bout de quelques heures très diminué de volume avec une partie du liquide ayant suinté à côté de lui. D'ordinaire, en effet, cette infiltration est séreuse ; parfois elle ressemble à de la gélatine en partie congelée, fait peut-être attribuable à un état de développement incomplet du tissu cellulaire qui est le siège de l'œdème (Ballantyne). Cette sérosité analysée par Virchow contenait de l'albumine ; on n'y a pas trouvé de sucre.

Grâce à son abondance et à la facilité avec laquelle il a pu la recueillir, Sauvager en a fait l'analyse chimique et l'a trouvée riche en chlorures : 6 gr. 69 par litre.

On note d'autre part une friabilité très grande des tissus, même du tissu musculaire et du tissu ligamenteux et c'est évidemment à cette condition pathologique que doivent être attribués les décollations et les morcellements si facilement produits que signalent les obstétriciens.

En dehors de l'œdème, qui cause ces difficultés considérables, il est intéressant de considérer l'état de développement général du corps du fœtus. D'une manière habituelle, le poids, lorsqu'il est rapporté, est toujours supérieur à celui qu'on trouve d'ordinaire chez des enfants de même âge, et ce fait, en rapport évident avec l'œdème, n'a rien qui doive nous surprendre ; il ne faudrait pas croire, toutefois, que ce poids soit extraordinairement élevé, et même celui des fœtus les plus dystociques surpasse de peu le chiffre habituel de ce qu'on est convenu d'appeler un gros enfant.

On ne peut guère juger de l'état de nutrition et de développement d'un fœtus ainsi déformé par l'anasarque, et nous retenons seulement que, dans certains cas où l'infiltration n'était pas trop prononcée, on a pu remarquer un état de nutrition défectueuse. La plupart du temps, la croissance et le développement se sont faits normalement et, en dehors de l'œdème, le corps présente les caractères d'un enfant normal.

A signaler enfin, pour terminer cette description générale, la présence d'un certain nombre de malformations qu'on peut noter à un examen superficiel. Ribemont a trouvé des mains et des pieds bots sur un de ses fœtus, Vecchi, une polydactylie. Behm décrit un spina-bifida très accusé, avec une malformation vertébrale, Commandeur, une imperforation anale.

Ce sont là, sans doute, des faits accessoires. Beaucoup plus importantes sont les hernies ombilicales, parce qu'elles prennent une part active à la formation de l'œdème, en déterminant à leur niveau une compression des vaisseaux du cordon : nous n'en connaissons qu'une observation : il s'agissait d'une hernie volumineuse, contenant une partie des anses intestinales et du foie qui formaient ensemble une masse considérable, entourée de tissu conjonctif.

L'examen au microscope de coupes faites au niveau de la hernie a montré, dans le cas mentionné, dû à O. Fischer, une adhérence d'une anse intestinale, près de l'extrémité du sac avec une congestion veineuse et capillaire marquée et une infiltration de petites cellules. Par places, ces lésions congestives avaient détaché l'épithélium de l'intestin et provoqué une hémorragie dans sa lumière. Au niveau des zones périphériques de la coupe, on trouvait un tissu conjonctif, dont les éléments étaient envahis par de l'œdème; ce tissu semblait être une partie du cordon et présentait un début de nécrose qui avait atteint aussi la gélatine de Wharton.

On trouve encore signalées des hernies diaphragmatiques, des malformations des viscères thoraciques, mais nous aurons l'occasion de revenir sur ces faits.

A l'ouverture du cadavre on trouve d'abord et surtout des épanchements dans les séreuses, péritoine, plèvres et péricarde, mais de fréquence et d'abondance décroissantes, c'est-à-dire qu'on ne rencontre souvent rien dans le péricarde ou seulement quelques gouttes de sérosité ; dans les plèvres, l'épanchement est fréquent et de moyenne abondance ; il est toutefois suffisant pour déterminer souvent l'atélectasie pulmonaire et s'opposer à la respiration. Quant à l'ascite, elle est de règle, et souvent très abondante. En plus des épanchements dans les séreuses qui pourraient être, après tout, considérés comme une filtration du liquide de l'œdème dans une cavité close, s'ajoute une infiltration générale de tous les organes et du tissu cellulaire qui les entoure.

2° LÉSIONS NOTÉES DANS CHAQUE APPAREIL

La plupart du temps les auteurs en ont pris connaissance par la simple dissection. Ballantyne est le premier, sinon le seul, à avoir employé ici la méthode des coupes congelées qui lui a permis d'éclairer certains points douteux. Il est certain que ce serait le meilleur moyen et le plus probant de mettre en évidence des détails anatomiques délicats, tels que l'absence du canal thoracique ou des malformations cardiaques, que la dissection montre avec moins de précision.

Appareil circulatoire.

Péricarde.

Le péricarde est parfois le siège d'un épanchement, mais la sérosité y est rarement en grande abondance ; elle atteint cependant 15 centimètres cubes dans une observation de Fischer, et en fait, est d'autant plus remarquable qu'il n'y avait pas dans ce cas d'épanchement pleural associé comme cela se voit en général.

La péricarde est donc rarement distendu au point de compromettre le jeu régulier du cœur. A part cet épanchement, il ne présente rien d'intéressant, notamment jamais de lésions inflammatoires.

Quelques auteurs ont relaté des suffusions sanguines sous-péricardiques, des ecchymoses, principalement au niveau du péricarde viscéral, et nombreuses au point de cribler réellement sa surface (Schütz).

Cœur.

Examen macroscopique. — En dehors du volume du cœur, qui est assez variable, et relatif au développement et à l'âge du fœtus, il existe très souvent un état d'infiltration que nous-même avons observé et qui en augmente les dimensions et le poids. Celui-ci varie dans une large proportion : dans les observations publiées par le même auteur, il n'est pas rare de trouver des écarts considérables allant, par exemple de 8 grammes à 23 gr. 5, et que n'expliquent pas suffisamment des différences dans l'âge de l'enfant.

Le cœur est assez souvent mou, infiltré, œdémateux.

tantôt pâle, tantôt de teinte jaunâtre (Sanger). Certains auteurs ont noté une hypertrophie franche de ses parois ; elle existait d'une manière constante dans les trois observations de Schridde, intéressant surtout les parois du ventricule gauche, mais aussi celles du ventricule droit. Guéniot l'a trouvée surtout localisée aux parois du ventricule gauche avec une dilatation des cavités ventriculaires.

La plupart des lésions cardiaques ont trait à des anomalies de développement qui portent soit sur le cloisonnement du cœur, soit sur la formation de ses orifices. Il y avait absence de la cloison interventriculaire dans le cas de Virchow, qui, d'ailleurs, était très complexe, avec une endocardite fœtale et transposition des gros vaisseaux. Ce défaut du septum ventriculaire existe aussi dans l'observation de Pott.

L'oblitération précoce du trou de Botal ou du moins une diminution notable de sa superficie a été relevée par Lawson Tait, Ribemont, Osler, Nieberding et Lepage. Dans le cas de Lawson Tait, il n'y avait pas d'ouverture directe entre les oreillettes par le trou de Botal ; le repli qui recouvrait ses bords en était développé au point qu'en examinant la cloison interauriculaire du côté de l'oreillette droite, l'orifice semblait complètement oblitéré et avait un aspect analogue à celui qu'on voit sur un cœur d'adulte. Il existait cependant une communication au niveau du bord supérieur et antérieur. Cette disposition est fréquente dans les premières années de la vie chez des sujets où n'existe aucun symptôme de mélange du sang des oreillettes et il est vraisemblable que chez le fœtus une telle disposition doit créer des conditions particulières à la circulation.

Ribemont a cru devoir signaler dans un de ses cas un état tout opposé à celui-ci et dans lequel le trou de Botal avait des dimensions exagérées, sa largeur atteignant 7 millimètres.

Les seuls cas d'endocardite fœtale coïncidant avec un œdème généralisé que nous connaissions sont ceux de Virchow et de Ludwig : en plus de la malformation précédemment notée, il existait, dans le cas de Virchow, une endocardite avec rétrécissement consécutif de l'orifice pulmonaire.

La description anatomique que donne Ludwig se rapporte à une sténose de l'orifice mitral : la circonférence de l'orifice à la base était de 2 cm. 5, la grande valve mitrale très raccourcie se soudait de chaque côté à la petite valve de manière à s'en rapprocher à 3 ou 4 millimètres.

Examen microscopique. — Nous avons rarement trouvé de mention faite d'un examen histologique intéressant : seule, la troisième observation de Nyhoff signale une striation mal accusée des cellules musculaires au point qu'elle semble absente dans plusieurs d'entre elles où seul le noyau de la cellule se voit à son intérieur. En d'autres endroits, les fibres musculaires étaient elles-mêmes mal limitées.

Bien qu'elles ne se rapportent pas à une lésion du muscle lui-même, il convient de signaler pourtant un ensemble d'altérations histologiques en rapport avec un état leucémique et que Klebs est le seul à avoir décrit : il a vu des amas de cellules lymphoïdes entourant les vaisseaux sanguins ; le tissu conjonctif lui-même en était bourré au point de présenter de véritables infarctus leucémiques : on distinguait entre les faisceaux musculaires composés de fibrilles normales et nucléées une multitude de cellules lymphoïdes et quelques fibres musculaires dont seule la striation aperçue au milieu de ces amas marquait la présence et dont les contours étaient plus ou moins invisibles.

Gros vaisseaux.

En dehors de la transposition des vaisseaux de la base du cœur, notée par Virchow, nous n'avons pas trouvé d'autre observation relative à semblable anomalie, bien qu'elle ait été recherchée. Nous signalerons seulement les dimensions augmentées du canal artériel, dans le cas de Lawson Tait, et qui s'accordent très bien avec l'étroitesse du trou de Botal ; dans le cas de Potts où il n'y avait qu'un ventricule, l'artère pulmonaire et l'aorte prenaient naissance par un tronc artériel commun, un peu rétréci. Mais à part ces faits, les vaisseaux importants peuvent être le siège de compressions, et à ce sujet nous devons citer les observations de Dammann, de Behm, de Fürh où la compression est réalisée par une anomalie de développement plus grande encore : dans ces trois cas en effet, il s'agit de hernies diaphragmatiques avec compression de la veine cave inférieure. Elle paraît évidente dans le cas de Behm, car le vaisseau apparaissait comme un ruban aplati au-dessus du point comprimé, et gonflé de sang au-dessous ; la compression était réalisée par l'estomac, la tête du pancréas et une partie du foie qui étaient déplacés et entraînés dans le médiastin postérieur à travers cette hernie diaphragmatique.

Peut-être bien des compressions sont-elles exercées par la présence de grosses tumeurs abdominales, notamment des reins polykystiques ; mais dans ces cas les lésions histologiques des organes atteints prennent vraisemblablement une plus grande part à la constitution de l'œdème que les conditions circulatoires mécaniques créées par la tumeur elle-même.

Schütz enfin a décrit des lésions inflammatoires des vaisseaux fœtaux qu'il rapporte à la syphilis, mais qui laissaient indemnes les gros vaisseaux, pour n'atteindre que ceux de la peau et de plusieurs organes : en raison des altérations histologiques qui les accompagnent nous reprendrons leur description à propos de celle des viscères intéressés.

Canal thoracique.

En 1889, A. Smith publiait une observation d'œdème du fœtus, qu'il appelle œdème lymphatique généralisé, et dans laquelle l'autopsie faite avec le plus grand soin par le professeur Birminghan montra ce fait curieux d'une absence congénitale du canal thoracique et des glandes mésentériques. Comme l'auteur le signale lui-même, pareille anomalie n'avait pas été signalée antérieurement dans l'espèce humaine, et nous croyons d'ailleurs que, seul après lui, Ballantyne eut l'occasion d'observer des faits pareils. Dans le cas dont parle Smith, les plèvres étaient si transparentes, qu'on pouvait voir au travers le symphatique, les ganglions du cœur, l'aorte, la colonne vertébrale. Avant qu'on ait touché à la plèvre on ne voyait pas le canal thoracique à sa place habituelle. Ni au voisinage de l'œsophage, ni dans l'abdomen on n'a trouvé traces de voies lymphatiques, ni de ganglions mésentériques comme dans le fœtus normal.

Poumons et plèvres.

Examen macroscopique. — De rares anomalies, surtout des épanchements pleuraux, et du côté des poumons un état presque constant d'atélectasie, telles sont les altérations notées habituellement dans l'appareil respiratoire et, évidemment, d'importance secondaire.

En ce qui concerne les anomalies, Otto Fischer a relaté une malformation de la plèvre droite, et Ribemont, un arrêt de développement des organes intrathoraciques : les poumons surtout étaient petits, du volume de ceux d'un fœtus de quatre mois.

Nous ne pouvons plus citer les noms de tous les auteurs qui ont trouvé de l'hydrothorax. Sauf dans un cas de Nyhoff, où cet hydrothorax était unilatéral, sans qu'il en indique la raison, les observations sont unanimes à mentionner sa bilatéralité. L'épanchement est souvent très abondant ; il atteint 120 centimètres cubes dans un cas de Ribemont ; à lui seul, dans ces circonstances, il est incompatible avec le jeu normal de la respiration ; d'autres fois, il est d'intensité moyenne, ou même réduit à quelques gouttes, ne s'opposant pas à ce que les mouvements respiratoires fassent pénétrer un peu d'air dans les alvéoles pulmonaires. Parfois enfin, on ne trouve rien dans les plèvres, alors que partout ailleurs, dans le péritoine, dans le péricarde, dans le tissu cellulaire il y a une grande quantité de sérosité et que rien n'explique pourquoi la cavité pleurale fait exception. En tout cas, pas plus ici que pour le péricarde on n'a noté de lésions inflammatoires, et la sérosité de l'hydrothorax, quoique de coloration variable, brune ou citrine, s'est toujours montrée très limpide.

Quand l'épanchement est abondant, les poumons sont complètement atélectasiés; on les trouve gris brun, ou rosés, durs ou élastiques ; ils ne contiennent pas d'air et plongent au fond de l'eau. Si l'hydrothorax est faible, cette atélectasie n'est que partielle, des alvéoles se sont déplissés, et, quand enfin l'épanchement est nul, ou bien les mouvements respiratoires ont fait pénétrer de l'air, dont on trouve une plus ou moins grande quantité dans chaque poumon, parfois inégalement répartie; ou bien le tissu pulmonaire est, pour son propre compte, le siège de lésions diverses dont la plus banale est l'œdème. Longaker a trouvé dans un thorax de fœtus œdémateux qui contenait un épanchement notable, des poumons fermes à la coupe et qui laissaient couler une sérosité purulente sur laquelle nous n'avons pas d'examen détaillé.

Examen histologique. — Klebs a décrit dans le poumon des lésions qui ressortissent, d'après lui, à la leucémie. L'atélectasie pulmonaire s'y accompagnait d'un épaississement des parois alvéolaires; les capillaires étaient bourrés de globules blancs ; les alvéoles eux-mêmes ne se reconnaissaient que par la couche endothéliale des capillaires qui marquaient leurs limites et qu'on apercevait entre les globules blancs pressés les uns contre les autres. Même aspect du tissu conjonctif interlobulaire où dominait encore une quantité considérable des éléments lymphoïdes, appendus en grappe aux branches de bifurcation des vaisseaux. L'épithélium alvéolaire avait desquamé ; on n'en trouvait plus çà et là que quelques cellules, ainsi qu'au niveau des bronches.

Thymus. — Il n'y a pas à notre connaissance de cas d'œdème du fœtus qui se soit accompagné d'hypertrophie de cet organe. Il pesait cependant 7 gr. 5 dans une observation de Nyhoff. Toutes les fois que l'examen en a été fait, il a été trouvé normal, ou seulement un peu pâle, œdématié. On y a vu quelques suffusions sanguines pareilles à celles notées sur le péricarde. La présence de cellules éosinophiles vues par Fisher dans la substance corticale est la seule donnée histologique particulière signalée dans nos observations ; elle est en rapport avec l'état dyscrasique que cet auteur rapporte à un trouble des parenchymes hématopoiétiques, mais le thymus n'est jamais malade par lui-même.

Thyroïde. — Rien à noter de spécial.

Abdomen.

Ascite. — Quand on ouvre l'abdomen d'un fœtus œdématié, on voit s'écouler, nous l'avons dit, une plus ou moins grande quantité d'ascite (400 à 500 grammes sont un chiffre commun) ; cette ascite n'est pas une marque d'inflammation de la séreuse et on peut opposer sa fréquence à la rareté de la péritonite vraie. Le liquide qu'on trouve dans l'abdomen est de teinte variable, brun verdâtre ou jaune citrin ; il est habituellement limpide, quelquefois hémorragique. On peut y trouver, flottants, quelques flocons de fibrine. L'analyse a montré la présence d'albumine ; Ballantyne y a vu des pigments biliaires et une petite quantité de matières protéiques. Comme éléments figurés, ce liquide ne contient guère que quelques globules rouges, des leucocytes en assez grand nombre et des cellules endothéliales (Sanger).

Péritoine. — Une inflammation du péritoine a été notée dans plusieurs cas ; nous relatons ici ceux de Simpson, Schütz, Opitz et de Vecchi. Les péritonites fœtales que décrivent ces auteurs sont du type banal et caractérisées par la présence d'un exsudat blanchâtre sur les anses intestinales qui adhèrent fortement, sans préjudice de l'épanchement qui, là comme ailleurs, les accompagne toujours, mais qui devient plus louche et auquel se mêlent alors en plus grande abondance des flocons fibrineux.

Dans la majorité des cas, le péritoine est donc sain ; il se présente avec sa surface lisse habituelle, quelquefois un peu grisâtre, quelquefois semé de taches ecchymotiques régulièrement disséminées, jusque sur le revêtement séreux de la paroi abdominale postérieure.

Le mésentère, en général assez court, présente quelquefois des ganglions nombreux et hypertrophiés (Potocki, Schridde). Sa surface, comme celle du péritoine pariétal, peut être le siège d'ecchymoses plus ou moins étendues. Quant à la partie de la séreuse qui forme le grand épiploon, elle peut contenir dans son intérieur une abondante collection séreuse qui forme au-devant des viscères abdominaux une tumeur kystique à parois brillantes, d'où l'on peut évacuer par ponction un liquide citrin analogue à celui qui remplit l'abdomen (Truzzi).

Intestin. — L'intestin n'est jamais porteur de lésions importantes. Il est petit, contracté, remonté en paquet par l'ascite dans la partie supérieure de l'abdomen, faisant paraître encore plus court son mésentère. La paroi est grise, comme lavée; elle est mince, et parfois, dans sa muqueuse, se voient des suffusions sanguines de la dimension d'une tête d'épingle.

Son contenu n'est fait que de méconium de coloration verdâtre et qu'on trouve disséminé, en quantité variable, dans l'iléon, le jejunum ou le gros intestin.

Foie.

Examen macroscopique. — Le foie est un des viscères qui sont le plus souvent lésés. Nous insisterons peu sur les caractères macroscopiques; il y a des foies gros, congestionnés, et des foies petits, fermes, cirrhotiques. Les plus volumineux atteignent couramment 150 à 160 grammes. Schridde en signale même un de 250 grammes. Souvent cette hypertrophie du foie s'associe à une hypertrophie splénique créant avec l'ascite un syndrome analogue à celui des cirrhoses de l'adulte.

La surface du foie est tantôt lisse, tantôt granuleuse, inégale ou même bosselée. Le parenchyme est parfois mou, friable et facilement dilacéré avec le doigt, et ce caractère est soit en rapport avec des lésions histologiques déterminées (Beck, Smith), soit avec un simple début de putréfaction (Seulen); ou bien il est au contraire dur, ferme à la coupe, comme celui d'un foie cirrhotique. Sa couleur est habituellement sombre, rouge brun. Enfin il peut paraître normal et cependant se trouve le siège d'altérations histologiques auxquelles l'examen macroscopique n'aurait jamais fait songer (Andrews).

Examen histologique. — L'examen au microscope du parenchyme hépatique a montré une série de lésions qui n'ont absolument rien de commun entre elles et qu'il faut absolument sérier.

En première ligne d'abord, il convient de placer les lésions inflammatoires. Dans un premier degré, il y a autour des lobules une infiltration de petites cellules rondes accompagnées d'un état congestif plus ou moins généralisé, et avec des lésions minimes ou même nulles des cellules hépatiques. Dans un degré plus avancé, on trouve une infiltration marquée du tissu interstitiel qui arrive à masquer plus ou moins le contour des cellules hépatiques; et enfin, comme dernier terme, c'est une véritable cirrhose, avec épaississement notable de la paroi des vaisseaux et déterminant par places des altérations cellulaires considérables (dégénérescence graisseuse des cellules hépatiques, aspect trouble et granuleux de leur protoplasma). L'aspect d'hépatite interstitielle qui est alors la lésion dominante ressemble à celui qu'on trouve dans la syphilis du foie et souvent est-elle interprétée comme telle.

C'est évidemment autour des vaisseaux que prédominent les lésions inflammatoires, mais quelquefois c'est sur leurs tuniques mêmes qu'elles sont le plus marquées :

celles-ci sont alors très épaissies, surtout la tunique moyenne et l'adventice, qu'entoure un manchon concentrique de cellules rondes (Schütz). Un certain degré de sclérose accompagne toujours ces lésions : on voyait de plus, dans le cas de Schütz, à côté des amas de cellules rondes du tissu conjonctif interacineux, de véritables foyers hémorragiques.

En dehors de ces lésions inflammatoires, on trouve dans le foie des altérations en rapport avec une maladie du sang : leucémie (Nachtigaller, Sanger, Lash, Klebs), d'une part, anémie (Schridde) ou trouble des parenchymes hématopoiétiques (Fischer), d'autre part.

Ce sont alors dans le champ du microscope des foyers comparés à de véritables infarctus leucémiques (Klebs) ou à des lymphomes (Nachtigaller, Sanger) où l'on voit les espaces interacineux comblés de cellules lymphoïdes. Ces amas sont développés à un tel point qu'on peut à peine reconnaître les ramifications de la veine porte ; on distingue seulement ces dernières sous forme de tractus fibreux limitant ces infarctus. Cette infiltration des éléments lymphoïdes est surtout marquée autour des vaisseaux, même des vaisseaux interacineux. Le parenchyme hépatique au milieu de ces amas est comprimé et ne se reconnaît plus qu'au trouble granuleux des cellules.

L'aspect est assez semblable dans les observations de Schridde et de Fischer ; on trouve toujours des amas cellulaires, mais ils sont faits d'érythroblastes (qui dominent dans le cas de Schridde) et de grandes cellules à noyaux arrondis, bien colorés et à protoplasma granuleux ; peu d'éosinophiles. Ce qu'il y a de plus caractéristique, c'est le nombre vraiment étonnant de ces foyers, qui se voient sur toute la surface de coupe, comprimant le parenchyme et le réduisant par places à des traînées de cellules minces, parfois interrompues. Ces foyers hémorragiques sont surtout nombreux au voisinage des vaisseaux et à périphérie des lobules.

En même temps, ces auteurs ont noté une coloration ictérique des cellules du foie et de l'hémosidérose.

Plus banales, sont les altérations cellulaires notées par Beck et Smith. Les cellules hépatiques leur ont paru comme déchirées et, dans le champ du microscope on n'en voyait que les débris. Cet aspect est assez bien rendu par l'illustration qui accompagne la communication de Smith, où l'on voit en effet des cellules dilacérées ayant abandonné leurs noyaux qui flottent dans le reste de la préparation. On peut se demander s'il ne s'agit pas là d'un simple processus de putréfaction.

Enfin récemment, dans le foie d'un fœtus œdémateux, Bourret et Lathoud ont vu une dégénérescence kystique associée d'ailleurs à une dégénérescence pareille des reins, mais qu'aucun auteur avant eux n'avait trouvée dans le foie. A côté de lésions de sclérose banale occupant les espaces portes, existaient une série de petites cavités kystiques, qui n'étaient pas généralisées dans tout l'organe, mais limitées en un de ses points où une surélévation kystique visible à l'examen macroscopique soulevait la surface de sa face supérieure. Ces cavités étaient tapissées par un épithélium cylindrique unistratifié, très net, reposant lui-même sur une bande de tissu conjonctif scléreux. Les cellules hépatiques n'étaient pas altérées.

Voies biliaires. — Il n'y a à peu près rien à noter

sur l'état des voies biliaires et de la vésicule. On a relevé parfois une stase biliaire accusée (Sitzenfrey), une distension de la vésicule; mais aucune anomalie, aucune lésion histologique de ses parois, ni de celles du cholédoque n'a été signalée.

Rate.

Examen macroscopique. — Très fréquemment la rate est augmentée de volume et cela a suffi à certains auteurs pour conclure à la syphilis; elle est simplement grosse et congestionnée, ou bien son volume est doublé (Davies); Klebs l'a trouvée énorme; dans un cas de Schridde, elle allait du diaphragme à la symphyse. Naturellement, le poids varie en proportion : 8 grammes dans un cas de Sanger, 27 dans un autre de Schridde, 45 dans celui de Fisher, elle atteint dans l'observation Potroki le chiffre colossal de 80 grammes. Dans la majorité des cas, elle est, en même temps qu'augmentée de volume, congestionnée et plus ou moins ferme à la palpation. La teinte en est violacée ou gris rougeâtre, la surface lisse, brillante, quelquefois avec des taches ecchymotiques ou même des infarctus visibles à sa surface (Klebs).

Examen histologique. — A la coupe on note :

a) Des lésions inflammatoires ou de cirrhose caractérisées par un accroissement du tissu conjonctif, surtout autour des vaisseaux et accompagné d'une infiltration de petites cellules (Opitz, Pinkuss).

b) Ou bien, c'est un ensemble d'altérations toutes différentes dans les cas de maladies du sang.

Sanger, Klebs, insistent sur la leucocytose, marquée

par une infiltration de cellules lymphatiques en quantité énorme. Comme le fait remarquer ce dernier auteur, la grosse rate notée dans son observation n'est pas une rate infectieuse, mais bien leucémique. Les cloisons conjonctives y sont restées minces; aux cellules lymphatiques innombrables, sont mêlées de grosses cellules à noyau, à protoplasma trouble, des cellules multinucléées, des hématies nucléées, à côté d'autres en voie de destruction. Les corpuscules de Malpighi sont augmentés de volume et de forme sphérique. Quant aux vaisseaux, difficiles à distinguer, ils semblent vraiment être le siège d'une anomalie de développement avec arrêt de la formation de leurs parois.

La différence qui sépare ces lésions de celles vues par Schridde et plus tard par Fischer est considérable : elle montre mieux que les nuances histologiques des amas cellulaires intrahépatiques qu'on est en présence d'une tout autre modification de l'état du sang et justifie leurs conclusions. Ce qui domine chez eux, en effet, c'est l'absence complète de corpuscules de Malpighi et du parenchyme lymphatique habituel. La rate est alors constituée presque exclusivement par du tissu myéloïde auquel les cellules de la pulpe servent de charpente. On y trouve des foyers d'érythroblastes à protoplasma basophile où les éléments présentent des figures de segmentation. A côté d'eux, de grands amas de cellules leucocytaires formées soit presque exclusivement de myéloblastes, soit de myélocytes neutrophiles ou d'éosinophiles; çà et là quelques cellules migratrices de la moelle des os. Le tissu lymphoïde paraît manifestement incomplètement développé.

Système porte. — La disposition du système porte a toujours été normale.

Pancréas.

Presque rien n'est noté, en général, sur l'état du pancréas qui semble avoir été un peu oublié dans les autopsies. Schütz est le seul à lui avoir trouvé une fois des lésions, et son cas était intéressant en ce sens que les nodules qu'il y a rencontrés semblaient très nettement des gommes syphilitiques beaucoup plus démonstratives, d'après lui, que les lésions notées dans les différents viscères. Ces nodules étaient situés au niveau de la queue de l'organe qui se terminait brusquement et était très dure au toucher. A la coupe ou ne voyait pas d'acini pancréatiques dans cette région ; et ces nodules syphiliformes revêtaient au microscope la forme d'un processus d'inflammation interstitielle chronique. Le tissu conjonctif interacineux était très abondant, les acini, atrophiés, avec de petites hémorragies à leur intérieur.

Pour terminer cet examen des viscères abdominaux il nous faut signaler que dans une observation de Nyhoff on a trouvé une tumeur abdominale du volume du poing. Cette tumeur était un sarcome développé aux dépens de l'intestin, du pancréas et du rein ou de la surrénale. Le rein du côté opposé était sain ainsi que le foie et la rate.

Reins.

Examen macroscopique. — Les lésions rénales trouvées dans les autopsies relèvent soit d'une lésion inflammatoire, soit d'une infiltration hémorragique, soit encore d'une dégénérescence kystique. A part ces derniers cas où le rein se présente parfois sous la forme d'une grosse tumeur, il est en général de dimensions normales. L'examen macroscopique donne rarement de détails intéressants ; on conçoit assez bien qu'en raison de son tissu plus ferme le rein se laisse moins distendre par la congestion que les autres viscères abdominaux et se présente avec des dimensions et un volume plus voisins de la normale. Le rein est lobulé, sa surface est lisse, la capsule se laisse facilement détacher de la substance corticale.

A la coupe, il n'est pas rare de voir la substance corticale se limiter nettement d'avec la substance médullaire dont le sépare un liséré rougeâtre. Cette substance corticale apparaît dès ce moment comme étant le siège d'une congestion plus ou moins intense que traduit cette teinte rouge et qui est étendue souvent sur toute la zone corticale. Parfois même tout le rein offre une teinte cyanotique.

Parmi les anomalies de forme et de développement des reins, qui sont plus rares, il faut ranger le rein en fer à cheval de l'observation de Pinkuss, et ; il est également bon d'insister sur un état d'hypoplasie générale de tout l'appareil urinaire qu'Opitz a rencontré une fois, et qu'il a rapproché de la quantité très réduite du liquide amniotique : le fœtus qui était très œdématié et ascitique avait des reins minuscules et une vessie très petite.

Examen histologique.

Lésions inflammatoires. — Il n'est pas rare de voir correspondre à un état congestif, visible macroscopiquement, une dilatation considérable des vaisseaux, principalement à l'union des substances corticale et médullaire et à la base des pyramides. Mais souvent, en plus, il s'y ajoute une infiltration du tissu interstitiel du rein : elle était la lésion dominante dans l'observation de Davies. Ces lésions inflammatoires sont encore plus nettes dans celles de de Sinéty, Pinkuss, Opitz. C'est alors une infiltration marquée de cellules rondes, jointe à un épaississement du tissu conjonctif entre les tubes ; cette infiltration peut être massive, et, dans une certaine mesure mais faible en général, s'y associent des lésions de dégénérescence parenchymateuse. Les lésions vasculaires dominent dans d'autres cas (Schütz) : épaississement de la paroi des vaisseaux avec, autour d'eux, foyers hémorragiques disséminés dans tout le rein ; mais là, le tissu interstitiel et l'épithélium des tubuli étaient normaux.

Les altérations épithéliales proprement dites sont le fait principal noté par Lieven et par Sitzenfrey : à côté de l'infiltration interstitielle considérable et de quelques foyers hémorragiques très nets qui, avec l'œdème, distendent le tissu cellulaire entre les tubes, on voit l'épithélium de ces tubes et surtout celui des tubuli contorti très augmenté de hauteur. Les cellules ont un protoplasma trouble, les noyaux se colorent mal ou sont même absents, les tubuli contorti eux-mêmes sont œdématiés.

Quand on sait la rapidité avec laquelle le tissu rénal s'altère après la mort, on peut se demander dans quelle mesure ces altérations peuvent être rapportées à une néphrite fœtale réelle. Fischer surtout a critiqué les conclusions de Lieven, de Sitzenfrey ; il fait remarquer que l'œdème des tubuli, la coloration imparfaite des noyaux sont peu démonstratifs et peuvent être le fait d'une altération cadavérique ; il lui faudrait, pour être convaincu, voir des granulations hyalines dans les cellules et des cylindres dans la lumière du canal. Nous ne pouvons que faire les mêmes réserves sur la nature et l'origine de ces lésions.

Foyers hémorragiques. — Dans un autre ordre d'idées on note au niveau du rein les mêmes foyers hémorragiques et les amas lymphoïdes qu'avec Fischer et Klelbs, nous avions déjà vus dans le foie. Là encore les foyers hémorragiques sont périvasculaires ; on en trouve dans la substance corticale, dans la substance médullaire ; celle-ci est claire avec des traînées rouges formées par les vaisseaux sanguins. L'intégrité des cellules épithéliales est là un fait remarquable : elles ne sont ni pigmentées, ni dégénérées ; leurs noyaux sont bien colorés. Seul, Schridde a trouvé un pigment jaune verdâtre qui n'avait pas les caractères de pigment ferrique avec quelques globules rouges dégénérés dans les tubes urinifères.

Les amas lymphoïdes ne sont dans le rein de Klebs qu'un point isolé des manifestations leucémiques de son observation. Les éléments y sont en masse énorme, entre les canalicules et sont entourés de vaisseaux sanguins dilatés : mais là, aucune altération de l'épithélium.

Sans qu'il y ait de foyers hémorragiques véritables, on peut voir une infiltration hémorragique du tissu conjonctif des reins assez intense pour dissocier ses éléments nobles et provoquer à leur niveau des lésions vraisemblablement secondaires : desquamation des tubes dont la lumière est remplie par une matière amorphe, altération des noyaux des cellules du glomérule, surtout de ceux de la capsule de Bowmann, marquée également dans les cellules des tubuli, et dont les débris sont tombés, mélangés au magma intra-canaliculaire (Commandeur).

Reins kystiques. — On a vu assez rarement l'hydropisie fœtale coïncider avec une maladie kystique des reins : Hönck, Raineri, ont décrit des faits de ce genre. Nous connaissons particulièrement les observations de Guéniot et de Bourret et Lathoud. On est frappé, en lisant ces dernières, de voir combien différent était l'aspect sous lequel se présentait le rein au point de vue macroscopique. Tandis que dans la deuxième observation, rien d'anormal n'indiquait à l'extérieur quelle altération présentait le parenchyme, et qu'il fût nécessaire de faire un examen histologique pour la découvrir, au contraire, Guéniot a eu affaire, comme il arrive d'habitude, à une volumineuse tumeur abdominale, formée aux dépens des deux reins, et dont l'un dut être morcelé et arraché par fragments pour permettre l'extraction. Les deux reins pesaient respectivement 280 et 360 grammes, soit seize fois plus qu'un rein normal à terme. Le rein gauche qui était intact mesurait 12 centimètres de longueur sur 9 de large et 4 d'épaisseur ; il était lisse, divisé en deux lobes par le hile ; sa couleur était rosée ; son tissu friable, assez ferme, se montrait fluctuant en certains points. La capsule était adhérente, épaisse et blanchâtre.

A la coupe, on ne pouvait rien connaître de la substance corticale et médullaire et c'est encore un point de détail à opposer à l'aspect normal à la coupe de la pièce de Bourret. Celle de Guéniot était grisâtre, transparente, avec, sur toute son étendue, des vésicules arrondies, à paroi mince, les plus grandes des dimensions d'une lentille. Entre elles se trouvaient des travées fibreuses qui les isolaient les unes des autres; leur contenu était clair. Nulle part on ne trouvait trace du tissu rénal normal et l'on ne voyait pas non plus de vaisseaux.

L'examen histologique a montré dans ces deux observations l'existence de kystes multiples, à paroi mince, faite par une seule couche de cellules aplaties : seule leur topographie diffère un peu. Tantôt (Bourret) ces kystes sont relativement peu nombreux, laissent entre eux des zones de tissu normal où l'on note seulement une dilatation marquée des tubes urinifères; tantôt (Guéniot) les tubes eux-mêmes semblent partout malades, et les kystes sont formés aux dépens de leurs parois ou de la capsule du glomérule; et alors les tubes s'abouchent dans la cavité du kyste, ou bien le bouquet vasculaire du glomérule fait saillie à l'intérieur de cette cavité.

Autour, le tissu conjonctif muqueux très vasculaire ne présente ni sclérose ni inflammation.

Vessie, urètre.

Stevens est le seul à avoir relaté chez un fœtus hydropique une altération intéressante de la vessie et de l'urètre. La dystocie du tronc relevait dans son cas à la fois d'une ascite et d'une rétention vésicale : à vrai dire cette dernière était minime et peut surprendre quand on songe à quelle malformation elle était due. Cette vessie qui contenait 6 onces de liquide s'étendait jusqu'au-dessous de la symphyse, mais aucune trace d'urètre ne faisait suite à la région de son col : à la dissection on ne voyait ni urètre, ni corps spongieux et, à l'examen microscopique, les coupes du pénis montrèrent seulement un peu de tissu fibreux dans l'angle formé par la juxtaposition des corps caverneux eux-mêmes bien développés. Comme conséquence, l'uretère gauche était distendu, tortueux, mais le rein gauche était normal; l'uretère droit était, lui, très petit et le rein correspondant, atrophié, portait même deux kystes. Enfin les vaisseaux hypogastriques droits étaient plus volumineux que ceux du côté gauche.

L'urine contenue dans la vessie renferme rarement de l'albumine.

Surrénales.

L'étude des lésions des surrénales est récente et celles décrites par King, en 1908, sont les premières réellement importantes qui aient été mentionnées à leur sujet.

Examen macroscopique. — L'examen macroscopique a pu montrer des altérations : Schridde avait trouvé les surrénales couvertes d'ecchymoses punctiformes; elles étaient grandes et hémorragiques dans un cas de Fischer. Dans celui de King, elles allaient même, toujours en raison de ces hémorragies corticales, jusqu'à prendre une teinte noire. Commandeur les a vues volumineuses, offrant à la coupe une coloration jaunâtre très marquée, d'aspect graisseux dans toute la substance médullaire.

Examen histologique. — L'examen histologique a permis d'y décrire, d'une part, des infiltrations hémorragiques sous forme de foyers hémorragiques de la substance médullaire (Fischer), ou bien la présence de tissu myéloïde dans cette même substance médullaire, et d'autre part, des altérations particulières de leurs éléments, sur lesquelles il est bon d'insister. Dans l'observation de King, ces altérations affectaient la disposition suivante : les substances médullaire et corticale étaient désorganisées et élargies par l'œdème interstitiel et des foyers qui semblaient au premier abord être des hémorragies, mais qui en réalité étaient formés de capillaires très dilatés et tortueux. Dans le tissu interstitiel œdématié, on trouvait en différents points une infiltration de petites cellules rondes. Les cellules corticales étaient vacuolisées et n'offraient plus leur disposition habituelle en colonne régulière; leur protoplasme se colorait diffusément, mais les noyaux étaient normaux et bien colorés. La substance médullaire était composée de cellules épithéliales et de capillaires dilatés.

Les altérations notées par Commandeur sont toutes différentes, comme topographie et comme nature : d'abord elles n'intéressent que la zone médullaire et ensuite semblent dégénératives. La substance médullaire est très peu colorable, sa limite extérieure mal dessinée. Les cellules ne s'y colorent à peu près pas et paraissent transparentes, avec dans leur intérieur un noyau plissé ratatiné, diminué de volume, en voie de régression.

Dans un deuxième cas, les capsules surrénales présentaient dans leur couche corticale une dilatation vasculaire intense qui modifiait l'ordonnance habituelle des cellules de cette couche. Dans la couche médullaire, dans un tissu formé surtout de globules rouges et représentant vraisemblablement des capillaires dilatés, les cellules médullaires se montraient non plus en colonnes régulières, mais isolées ou par groupes de deux ou trois; leur forme était irrégulière, leur protoplasme fortement granuleux et colorable masquant en partie le noyau.

Appareil génital.

Peu de détails sur ce point. Honck a trouvé un utérus duplex avec vagin double. Lawson Tait, chez un fœtus mâle, une hydrocèle bilatérale qui ne communiquait pas avec la cavité péritonéale.

Système nerveux.

Dans quelques cas, il y a une hydrocéphalie plus ou moins prononcée. Elle était légère dans celui d'Audebert, et seulement caractérisée par un élargissement des sutures et des fontanelles. Elle était déjà notable dans celui de Taurin, et enfin, Opitz a dû évacuer par ponction, avant l'accouchement, une tête d'hydrocéphale qui contenait 455 centimètres cubes de liquide.

La dure-mère est habituellement grise, un peu pâle,

mais normale ; la pie-mère un peu œdématiée et avec quelques petites hémorragies à sa surface (Schütz).

La substance cérébrale elle-même est le siège d'œdème, et devient très molle, diffluente, de couleur gris jaunâtre sale ; elle se déchire sous les doigts qui ont peine à la recueillir, et il est parfois impossible de voir une différence entre la substance grise et la substance blanche. Sanger a trouvé la surface de l'encéphale parsemé d'ecchymoses. De véritables petites hémorragies méningées ont été notées par Guéniot et par Ribemont au niveau du cervelet.

Sang.

L'examen du sang devait fournir des données intéressantes, en particulier dans les cas où l'examen anatomique faisait conclure à une leucémie ou à une anémie. Mais les difficultés de cet examen, la nécessité où l'on est d'étudier le sang par étalements ou sur des coupes d'organes, laissent quelque chose d'incomplet dans les descriptions. Il est évidemment impossible d'avoir par une numération un chiffre précis, indiquant la richesse du sang en globules par millimètre cube, et impossible aussi de connaître sa teneur en hémoglobine et la valeur globulaire. On ne peut qu'établir des rapports comparatifs approximatifs entre le nombre des globules blancs et celui des globules rouges.

Cependant, il semble certain à Lash, Siéfart, Klebs, Sanger, qu'ils étaient en présence d'un état leucémique, et une observation de Nyhoff peut même se ranger dans cette catégorie ; Ballantyne avait, dans un cas personnel, signalé la richesse extrême du sang en globules blancs, principalement au niveau des reins ; c'est aussi cette leucocytose très accusée que signala Nyhoff, mais qui ne lui paraît cependant pas assez nette, pour qu'il se croie en droit de conclure à une leucémie vraie, vu le manque d'éléments suffisants pour l'affirmer, et surtout l'absence d'hyperplasie lymphoïde de la rate. Les cas de Siéfart, de Klebs, de Sanger, sont plus démonstratifs : ce dernier a vu que les globules blancs étaient en rapport de nombre avec les globules rouges, comme 1 est à 3. Klebs, en indiquant un rapport de 32 pour 100, estime être resté encore en dessous de la réalité.

Schridde, dans trois observations pareilles, et Fischer dans deux autres plus récentes, absolument comparables aux siennes, ont décrit un état du sang très différent des cas précédents. Ce qui domine, dans ces cinq observations, c'est la richesse du sang en érythroblastes qui présentent en grand nombre des figures de karyokinèse. Parmi les autres éléments nucléés, qui sont toujours en très grand nombre, et constituent la moitié des éléments figurés du sang, se trouvent des globules rouges nucléés, des myéloblastes et des myélocytes. Dans un cas de Schridde, les myéloblastes formaient 87,5 pour 100 des globules du sang ; il n'y avait pas de lymphocytes ni même parfois de leucocytes. Dans ses cas toutefois, Fischer estime à un cinquième du total des éléments figurés les lymphocytes et les polynucléaires neutrophiles et éosinophiles.

Ces examens sont pareils, comme on le voit à ceux

des foyers hémorragiques décrits dans le foie et les organes. Ils peuvent ainsi se résumer : 50 pour 100 des éléments figurés sont des globules rouges nucléés et des érythroblastes ; les autres sont des myéloblastes ; il y a très peu de lymphocytes.

Os.

La friabilité du tissu osseux est un fait banal. L'examen du squelette a fourni peu de renseignements, et ce n'est guère que pour rechercher l'état des lignes épiphysaires qu'il a été pratiqué : disons de suite que Sanger est le seul à avoir trouvé, dans un cas, un aspect rappelant l'ostéochondrite syphilitique : dans tous les autres cas, le signe de Wegner a été négatif.

Quant à la moelle, seuls Schridde et Fischer l'ont étudiée en détail : elle présente, dans leurs observations, une forte prépondérance des myéloblastes sur les myélocytes ; on y a vu aussi des globules rouges nucléés, et quelques cellules à granulations éosinophiles (Fisher).

Muscles.

Les muscles sont décolorés, fragiles ; Schütz y a trouvé une altération des parois des vaisseaux, analogue à celle qui existait dans les divers organes qu'accompagnaient des hémorragies punctiformes.

Peau.

Il est inutile de revenir ici sur la macération que présente parfois le tégument, et nous n'insisterons pas davantage sur les pétéchies qu'on peut y rencontrer. L'œdème qui infiltre ses couches profondes a été le plus souvent confondu avec celui du tissu cellulaire, et les examens histologiques sont rares qui la concernent et fournissent des renseignements intéressants.

Il convient d'insister pourtant sur l'intensité des lésions des vaisseaux de la peau dans l'observation de Schütz. Cet auteur a vu la peau et le derme dans sa couche profonde, infiltrés de foyers hémorragiques; les vaisseaux étaient altérés; l'endartère normale était entourée d'une musculeuse épaissie et d'une adventice très augmentée de volume que circonscrivait à son tour une couche de tissu infiltrée de petites cellules rondes.

Le tissu cellulaire présente les altérations banales de l'œdème.

§ II. — LE DÉLIVRE

1° PLACENTA

Examen macroscopique. — Ce qu'il y a de plus particulier dans les placentas de fœtus œdématiés, c'est leur énorme volume et l'œdème dont ils sont le siège. Il est très rare que le placenta soit normal : on peut dire qu'il est altéré dans les quatre cinquièmes des cas au moins.

C'est assurément parmi ces placentas, qu'on trouve les plus gros et les plus lourds qui se soient jamais rencontrés: leurs dimensions sont vraiment fantastiques. Il est commun de les voir dépasser 1 kilogramme; plusieurs approchent de 2 kilogrammes; les plus volumineux sont ceux d'Opitz et de Cöhn, qui atteignent les chiffres de 2.280 grammes et de 2.900 grammes. Ils sont en général charnus, mous, de teinte pâle, comme lavés. L'œdème rend les cotylédons saillants, épais, parfois du volume du poing avec de larges et grossiers sillons. Abandonnés quelques heures dans un plateau, ils laissent suinter une bonne partie de leur sérosité : 800 grammes pour un placenta de 1.900 grammes dans une observation de Lieven.

Ces placentas monstrueux sont donc surtout œdématiés. A la coupe, une sérosité abondante s'en écoule ; leur tissu est friable, rendant délicates les manœuvres de délivrance artificielle, quand elles sont nécessaires.

Examen histologique. — L'examen histologique montre, dans la majorité des cas, des lésions d'ordre secondaire telles que l'œdème, la congestion des vaisseaux parfois très intense ; plus rarement les villosités sont altérées pour leur propre compte et présentent, soit des lésions de nécrose, soit de l'inflammation ; plus rarement enfin, on rencontre des altérations plus spéciales, dégénérescence môlaire partielle, lésions épithéliales, susceptibles d'être mises à la base même de toute la symptomatologie observée.

L'œdème dont ces placentas sont le siège a été l'objet de longues discussions de la part des auteurs allemands sur la question de savoir exactement dans quelle partie du placenta se trouvait l'infiltration œdémateuse. Ces discussions ont peu d'intérêt pour le point de vue qui nous occupe ; rappelons-les cependant brièvement. Klebs n'admettait pas que l'œdème pût exister dans la villosité même ; leur hydropisie était, selon lui, la caractéristique dominante de la môle ; mais, par contre, il comprenait très bien que les espaces intervilleux puissent en être le siège. D'autres se sont demandé où se trouverait l'œdème si ce n'était dans la villosité même et son tissu cellulaire. Dire qu'il peut envahir les espaces circumvilleux supposerait qu'il s'y produisait peu avant le décollement du placenta, car le sang n'y aurait pas pu circuler, et Léopold ne pouvait admettre l'existence d'espaces intervilleux qui n'auraient pas contenu de sang. Sanger croyait, pour son compte, que dans l'œdème du placenta il y avait plus que celui de la villosité, et cette idée que la sérosité de l'œdème chasse le sang des espaces intervilleux lui paraissait assez acceptable, en tout cas possible à confirmer par l'expérience.

La distension des vaisseaux de la villosité arrive, dans certains cas, à un degré considérable. Dans une observation personnelle on pouvait voir une énorme dilatation des capillaires et des troncs villeux qui remplissaient tout l'intérieur de la villosité au point que le tissu conjonctif réduit à rien laissait les vaisseaux s'appuyer directement sur l'épithélium chorial. En plusieurs points, on aurait cru voir de véritables infarctus si les tuniques vasculaires n'avaient été partout nettement visibles.

Quand les villosités sont malades, elles peuvent être simplement minces, avec un développement incomplet de l'épithélium (Smith). On peut y voir aussi des lésions de nécrose étendues (Nyhoff) laissant à côté d'autres villosités plus ou moins altérées et pauvres en vaisseaux.

Un aspect véritablement inflammatoire est la caractéristique de plusieurs observations. Opitz a décrit une infiltration de petites cellules au-dessous de la couche de l'amnios accompagnée d'une prolifération conjonctive généralisée et un épaississement des parois vasculaires. On a pu y voir en plus une altération de l'épithélium qui disparaît par places (Sanger).

Dans certains cas on a pu penser à la syphilis placentaire. Audebert a constaté une andartérite et une endophlébite allant jusqu'à oblitérer complètement certains des vaisseaux des villosités et dont la nature ne lui paraît pas douteuse. Dans l'observation de Sinéty, où les lésions syphilitiques semblent par ailleurs certaines, l'aspect était aussi démonstratif : l'hypertrophie, l'élargissement de la villosité, l'altération des éléments du tissu muqueux, très augmentés de volume, peuvent être rapportés à une telle étiologie, mais, comme il le fait remarquer lui-même, ces lésions peuvent se voir en dehors de la syphilis. Sitzenfrey, dans une observation récente, après avoir décrit, lui aussi, cet aspect hypertrophique des villosités, associé à un processus d'endartérite et d'endophlébite, estime qu'il ne ressortit pas à la syphilis, vu l'absence d'autres signes qui permettent de l'affirmer.

L'absence régulière du spirochète est un fait à souligner ici ; pas plus que dans les organes du fœtus où il a été plusieurs fois recherché, les examens n'ont pu le mettre en évidence dans le placenta.

Des formations kystiques ont été notées par Krieger (cité par Brockhuisen) ; elles existaient dans un cas de Nieberding et avaient une grosseur variant d'une lentille à un œuf de poule. Au microscope, on pouvait reconnaître une épaisseur inaccoutumée des parois vasculaires. Les kystes étaient en contact avec les vaisseaux, et l'étude des coupes sériées montrait que l'artère semblait oblitérée en amont du point de départ avec le kyste ; la veine était très dilatée.

Ruge, enfin, a trouvé des villosités très altérées et augmentées de volume. Elles paraissaient papillomateuses et, au microscope, il put constater de l'hyperplasie de l'épithélium, du stroma et des vaisseaux.

On voit, signalées par Longaker des altérations très marquées, localisées à un tiers environ de la surface du placenta ; elles consistaient en foyers dont le centre était caséeux, mais sans limites nettes avec le tissu voisin qui se continuait progressivement avec eux.

2° CORDON

Le cordon ombilical participe à l'œdème des tissus fœtaux ; la gélatine de Wharton distendue lui donne un diamètre pouvant aller jusqu'au volume du pouce. Il est alors plus ou moins irrégulier, avec quelques strictures le rendant bosselé, inégal. Parfois, on note une torsion exagérée (Lamouroux), avec de brusques rétrécissements aux points où elle est le plus marquée ; ou bien même sans torsion excessive, au voisinage de son insertion ombilicale, il devient brusquement très grêle, non pas du fait d'un étranglement, mais de l'absence de sa gaine whartonienne. La friabilité du cordon le fait se couper dans le lien quand on en pratique la ligature.

Dans des cas assez rares, son insertion sur les membranes a été jugée comme une cause suffisante de production de l'œdème (Truzzi), de même que la disposition de ses vaisseaux étalés à la surface d'une hernie ombilicale rendait compte, dans une certaine mesure, des conditions défectueuses de leur circulation.

Les vaisseaux ombilicaux peuvent présenter eux-mêmes des altérations profondes de leurs tuniques. Betschler a publié deux cas d'anasarque fœtale avec phlébite et thrombose de la veine ombilicale. Les deux observations de Pollnow sont elles-mêmes relatives à des faits de sténose de l'orifice abdominale de la veine ombilicale. Opitz, enfin, signale un rétrécissement du cordon comme pouvant agir dans le même sens.

3° MEMBRANES

Quant aux membranes elles sont quelquefois épaissies, œdématiées, mais rarement on en fait mention et nous avons trouvé peu d'examens histologiques à leur sujet.

Seule, une observation récente de Commandeur mentionne l'existence à la surface de l'amnios de granulations en forme de champignon et qui, histologiquement, se montrèrent formées par un tissu fibrillaire continu avec le tissu sous-amniotique; elles n'étaient pas revêtues d'épithélium et semblaient en somme une sorte de hernie de la couche sous-épithéliale à travers une perte de substance de la couche épithéliale. Ces granulations très discrètes sont de signification difficile à interpréter.

4° PLACENTAS DE GROSSESSES GÉMELLAIRES

Il faut évidemment distinguer ceux des grossesses gémellaires uni ou bivitellines. Le délivre des premières, comme on le sait, a une cloison à deux membranes ; celui des autres, à quatre membranes, mais les uns et les autres dans l'œdème généralisé du fœtus présentent ce point commun d'un œdème localisé uniquement au placenta ou à la portion du placenta correspondant au fœtus œdématié. Quand on a affaire à un placenta unique, l'examen de la face utérine fait apprécier cette différence entre les deux zones placentaires par le volume et la teinte des cotylédons, qui sont œdématiés et mous d'un côté, normaux de l'autre ; un sillon plus ou moins grossier marque les limites de l'aire placentaire correspondant à chacun des fœtus.

Ni cet œdème, ni les altérations histologiques que nous avons décrites plus haut, n'offrent ici de caractère particulier et leur point véritablement intéressant consiste dans les anomalies de disposition des vaisseaux du cordon. Comme les circulations sont complètement séparées dans les grossesses bivitellines, il est certain que ce n'est pas dans une disposition anormale de ce genre qu'il faudra chercher des conditions circulatoires capables d'amener l'œdème du fœtus.

Quant aux placentas de grossesses, univitellines ainsi que l'a très bien montré Eleuterescu, il est très fréquent d'y voir des anastomoses de deux sortes : les unes superficielles faites aux dépens de vaisseaux grêles sous l'amnios et unissant entre eux des vaisseaux de même nom : une artère du fœtus A à une artère du fœtus B par exemple ; les autres, profondes, constituées par l'union d'une artère d'un fœtus à une veine de l'autre : en un point du placenta, on voit une artère du fœtus maigre pénétrer dans le chorion et, à côté, sort une veine qui se rend au fœtus transfusé : c'est là la troisième circulation par laquelle le transfusé reçoit du sang de son frère.

Or, cette description est exactement celle qui convient aux placentas de grossesses univitellines que nous connaissons ; nous l'avons trouvée réalisée dans un cas personnel ; elle existait dans celui de Lamouroux où les communications superficielles n'étaient du moins pas nettement visibles sur la face fœtale.

Signalons enfin qu'on peut voir le cordon du fœtus œdématié s'insérer sur la cloison de séparation des œufs, créant ainsi une modalité nouvelle d'insertion vélamenteuse.

Deuxième partie. — ETUDE SYNTHÉTIQUE

Il saute aux yeux que parmi les lésions dont nous venons de donner la description détaillée il en est qui sont secondaires et d'autres primitives.

§ I. — LÉSIONS SECONDAIRES

L'ascite, exception faite des cas de péritonite vraie, les épanchements dans les séreuses, hydrothorax, hydropéricarde, l'œdème cérébral, l'état d'infiltration des organes et du tissu cellulaire qui les entoure et, pardessus tout, l'œdème du tissu cellulaire sous-cutané rentrent sans aucune discussion possible dans cette catégorie.

Nous pourrions dire que l'œdème placentaire est lui aussi secondaire, convaincu que nous sommes qu'il l'est, en fait, dans la majorité des cas ; mais il s'est trouvé des auteurs pour faire de l'œdème placentaire une lésion primitive qui aurait pour conséquence l'œdème fœtal ; aussi, nous nous réservons de discuter plus loin ce point particulier à propos de la pathogénie.

Nous y verrons aussi que l'hydramnios est sinon secondaire à l'œdème fœtal, au moins contemporaine de sa formation et dépend des mêmes causes que lui ; et comme cet hydramnios ou l'œdème de l'enfant détermine dans une certaine mesure et augmente en tous cas les œdèmes de la mère, on voit que toute la symptomatologie peut dans certains cas se rapporter à une lésion fœtale primitive dont il est facile de montrer les conséquences.

§ II. — LÉSIONS PRIMITIVES

En considérant les lésions fœtales primitives à un point de vue très général, on peut les grouper en trois catégories : il y a des anomalies de développement, il y a des lésions histologiques, les unes inflammatoires, les autres non ; il y a enfin des lésions d'ordre néoplasique. Il n'est pas toujours facile de faire rentrer chaque observation dans un de ces groupes fondamentaux : pour la dégénérescence kystique des reins et du foie en particulier, l'entente ne serait peut-être pas absolue ; nous ne voulons pas rappeler ici les discussions sur la nature de cette maladie et dire s'il faut y voir une néoplasie vraie ou une malformation évolutive dépendant d'influences encore mal connues. Les tendances histologiques actuelles tendraient plutôt à admettre la première hypothèse, et bien que nos observations n'apportent aucun fait en sa faveur, nous la considérerons momentanément comme démontrée pour faciliter notre classement.

1° LÉSIONS D'ORDRE NÉOPLASIQUE

Ce groupe est représenté par trois observations : celle où Nyhoff décrit une tumeur abdominale sarcomateuse et deux de maladies kystiques des reins, dont l'une concerne également une dégénérescence kystique du foie.

2° ANOMALIES DE DÉVELOPPEMENT

Elles peuvent siéger dans plusieurs appareils, mais les plus importantes sont celles de l'appareil circulatoire : il peut s'agir alors de malformations cardiaques plus ou moins complexes, pouvant dépendre d'endocardite fœtale et là aussi se placent les cas d'absence du canal thoracique.

Immédiatement après, il faut placer hernies diaphragmatiques et ombilicales vu la part que prennent les compressions des vaisseaux dans la physiologie pathologique de ces malformations.

On voit aussi des arrêts de développement dans l'appareil urinaire : hypoplasie des reins et de la vessie, absence congénitale d'urètre.

Enfin, des malformations diverses d'importance moindre peuvent accompagner l'hydropisie fœtale : spina-bifida, hydrocéphalie, pieds bots, polydactylie.

3° LÉSIONS VISCÉRALES

Parmi elles, une première distinction s'impose entre celles qui sont de nature inflammatoire et celles qui concernent des altérations histologiques d'une autre espèce.

A. — Lésions inflammatoires.

C'est d'abord la péritonite qui a été relevée dans quatre ou cinq observations et ce sont surtout des lésions des reins, du foie ou de la rate.

Nous ne reviendrons pas sur les détails histologiques des altérations rénales dont nous avons discuté la valeur, mais il serait intéressant de considérer leur association avec les lésions hépatiques ou spléniques.

Malheureusement, il faut convenir que c'est là le point le plus confus dans les descriptions des auteurs. Et il est souvent difficile, pour ne pas dire impossible, de juger exactement leurs descriptions et de les interpréter. Bien souvent, les relations anatomiques sont brèves et incomplètes et ne donnent pas d'impression exacte sur l'ensemble des lésions : si bien qu'il serait prématuré de vouloir établir une série de types anatomiques auxquels on pourrait rattacher les cas d'œdème du fœtus où s'associent des lésions rénales, hépatiques et spléniques.

Il est aussi très malaisé de juger de la nature du processus inflammatoire : en général, c'est la syphilis qui est le plus souvent à la base des lésions inflammatoires du fœtus, et c'est à elle qu'on doit penser en premier lieu. Il faut convenir que, lorsque la syphilis manque dans les antécédents, les auteurs sont la plupart du temps incapables de fournir des indications sur l'origine du processus inflammatoire noté, si bien qu'elle est, malgré tout, à soupçonner dans ces cas. Cependant un caractère nettement spécifique des lésions est rare dans nos observations ; il n'a été noté, soit dans les viscères, soit au niveau du placenta que dans les observations XVII, XIX, XXIII, XXVI, XXVIII, LIV ; il demeure douteux dans les autres (obs. XX, XXI, XXV, XXVI, XXVII) ainsi que dans le cas de Sanger (obs. XXXVIII).

B. — Lésions histologiques non inflammatoires.

Au premier abord, on peut se demander ce qu'est une lésion qui n'est ni un processus néoplasique, ni une anomalie de développement, ni une inflammation.

Cependant, des descriptions histologiques on peut dégager tout un ensemble d'altérations qui ne ressortissent certainement pas à un processus inflammatoire. Elles forment un groupe encore bien imprécis, où d'abord aucune systématisation n'est possible et même où la nature des altérations est matière à discussion. La difficulté de leur interprétation se complique de l'hésitation où se sont trouvés les auteurs eux-mêmes, quand ils ont voulu y distinguer ce qui était lésion primitive et ce qui n'était que secondaire.

Aussi, sans rien trancher, et sans même essayer de les rattacher à des groupes définis, nous ne ferons que mentionner ces différentes altérations.

a) *Surrénales.*

Celles des surrénales d'abord semblent intéressantes et méritent, à l'avenir, de mieux attirer l'attention des observateurs. Nous voulons parler surtout des modifications cellulaires qui, dans les cas de King et de Commandeur, se sont montrées le fait dominant de toute l'autopsie.

b) *Foie. — Rate. — Reins.*

A part l'état de désagrégation des cellules du foie, décrit par Beck et Smith, il faudrait encore parler des infiltrations hémorragiques et des foyers hémorragiques et leucémiques décrits dans le foie, la rate et les reins par Lash, Siefart, Klebs, Schridde, Fischer, etc.

Ces auteurs les ont considérés comme la marque d'une leucémie ou d'une anémie fœtale. On peut se demander jusqu'à quel point on est en droit de les séparer des lésions intrinsèques du foie, de la rate, des reins. Mais il est cependant logique de donner à ces faits le nom proposé par leurs auteurs et de les comprendre sous le terme générique de maladies du sang.

c) *Maladies du sang.*

Ce qui les caractérise, c'est autant l'état normal de la composition du sang que la diffusion portée à l'extrême des lésions qui les accompagnent : on trouve des foyers hémorragiques ou leucémiques dans tous les organes, reins, foie, rate, et même poumons et cœur (Klebs). Ces foyers désorganisent la substance de ces viscères, dissocient les cellules, les compriment, rendent presque méconnaissable le parenchyme.

Il semble s'agir là d'ailleurs de lésions vraiment spéciales : au premier abord, une coupe du foie peut paraître ressembler à celle d'un foie d'hépatite interstitielle, mais comme le fait remarquer Sanger, les cellules vues, dans son cas, au niveau du foie et de la rate ne sont pas des cellules conjonctives jeunes, mais sûrement des leucocytes. Fischer lui-même convient que par l'examen du foie on serait enclin à conclure à des lésions de nature syphilitique, mais étant donné l'absence de lésions de la peau, dans les os, l'absence de gommes, de spirochètes, la syphilis doit être, selon lui, formellement niée.

On est donc en droit, d'après les considérations des auteurs, de conclure avec eux à l'existence d'un trouble portant sur la composition du sang. Mais là, comme nous allons le voir, le désaccord commence.

Quand on analyse de près les observations, il semble que les faits dont elles parlent peuvent se rattacher à deux états assez différents :

D'une part, un état leucémique ou leucémoïde;

D'autre part, un état que, sans préjuger de rien, nous appellerons, momentanément, anémique.

a) LEUCÉMIE FOETALE.

C'est à cette conclusion que sont amenés Lash, Siefart, Klebs et Sanger. Ils s'appuient sur l'existence de véritables lymphomes, d'infarctus leucémique, formés par des amas de cellules lymphoïdes dans tous les organes.

Mais d'autres auteurs ne sont pas de cet avis. Mattersdorf doute de la signification leucémique de ces cas et pense que d'autres affections peuvent déterminer des lésions analogues. Wiener s'exprime de même et ne croit pas qu'il s'agisse vraiment de leucémie, malgré la ressemblance des lésions avec celles d'un état leucémique. Ballantyne a peine à admettre une leucémie qui n'existe pas chez la mère. Fischer enfin ne croit pas, pour son compte, qu'avec nos connaissances actuelles sur l'hématopoièse extramédullaire, on soit en droit de conclure à une leucémie.

b) ÉTAT ANÉMIQUE.

L'idée qu'il peut s'agir d'un état anémique a été émise par Schridde, qui se basait sur les caractères de la composition du sang. « Au premier abord, dit-il, et à un examen fait à un faible grossissement, on a l'impression qu'il s'agit d'une leucémie myéloïde très avancée ; mais à un fort grossissement, on s'aperçoit qu'il s'agit d'une toute autre modification du sang. » Et l'importance des constatations histologiques que nous avons exposées en détail ne lui laissent aucun doute sur cette anémie, la constitution du sang, les grandes masses d'érythroblastes, de mégalocytes, de myéloblastes et de myélocytes qui occupent la plus grande partie de la préparation ; les amas d'éléments sanguins extramédullaires dans le foie, la rate, les reins, et les autres organes et la grande teneur en fer du sang dans le foie et la rate en sont une preuve certaine.

Avec des lésions absolument pareilles, Fischer conclut simplement à un trouble des parenchymes hématopoiétiques. Comme on ne peut s'appuyer sur une numération de globules et sur la recherche de la valeur globulaire, il n'admet pas qu'on puisse y voir avec Schridde l'expression d'une anémie. L'examen des organes lui montre seulement une activité excessive des organes hématopoiétiques, puisque cette activité s'exerce non seulement dans les organes, comme le foie et la rate, où elle existe normalement, mais aussi dans les reins. Et comme enfin l'anémie qui aurait dû être très intense, vu cette activité réparatrice extraordinaire, n'était pas visible, il lui semble qu'il s'agit plutôt d'une excitation des parenchymes hématopoiétiques, sans qu'il y ait en même temps hémolyse.

On ne peut conclure : sans doute y a-t-il bien des œdèmes généralisés du fœtus qui s'accompagnent d'une modification de l'état du sang, mais nous ne saurions dire avec quelle fréquence. Et quelle est exactement cette altération, quelle relation faut-il voir entre elle et l'œdème ? Bien plus, quel rapport entre une anémie ou une leucémie primitive et les lésions viscérales attribuées à son évolution ? Voilà autant de questions sans réponse. Dans l'état actuel de nos connaissances, on ne peut refuser aux auteurs, dont nous venons d'analyser les travaux, qu'il y ait des maladies du sang chez le fœtus, mais ce sera aux observateurs futurs de démêler leurs caractères et d'établir des conclusions fermes que l'on ne peut poser encore.

*
* *

On peut réunir les lésions notées à l'autopsie dans le tableau récapitulatif suivant :

1° Lésions d'ordre néoplasique.

A. Tumeur abdominale (sarcome) (obs. I).
B. Maladie kystique des reins (obs. II).
ou des reins et du foie (obs. III).

2° Anomalies du développement.

A. Appareil circulatoire.

a) *Malformations cardiaques.*

Soit simples : Rétrécissement ou oblitération du trou de Botal (obs. IV, V, VI, VIII).

Sténose de l'orifice mitral (obs. VII).

Soit associées à des anomalies dans la disposition des vaisseaux :

Transposition des gros vaisseaux avec absence de la cloison interventriculaire (Wirchow) ;

Naissance de l'aorte et de la pulmonaire par un tronc commun avec absence de la cloison interventriculaire (Pott).

b) *Absence du canal thoracique* (obs. IX).

B. Cage thoracique et abdomen.

Hernie diaphragmatique (obs. X).
Hernie ombilicale (obs. XI).

C. Appareil urinaire.

a) *Reins.*

Hypoplasie de l'appareil urinaire (obs. XII).

b) *Vessie, urètre.*

Absence congénitale d'urètre (obs. XIII).

D. Malformations diverses.

Spina-bifida (obs. X) ; hydrocéphalie (obs. LIV, XXVII, LXIX).

Pieds bots (obs. VI) ; polydactylie (obs. XVI).

Imperforation anale, etc. (obs. XXXVI).

3° Lésions viscérales.

A. Lésions inflammatoires.

a) *Péritonite fœtale* (obs. XIV, XV, XVI. XXIV).

b) *Néphrite* (obs. XVII, XVIII).

c) *Lésions inflammatoires du foie* (obs. XIX, XX, XXI, XXII).

d) *Lésions inflammatoires associées du foie, de la rate et des reins* (obs. XXIII, XXIV, XXV, XXVI, XXVII, XXVIII, XXIX).

B. Lésions non inflammatoires.

a) *Surrénales* (obs. XXX, XXXI).

b) *Foie, rate, reins* (obs. XXXII, XXXIII, XXXIV, XXXV, XXXVI).

c) *Maladies du sang* (obs. XXXVII, XXXVIII, XXXIX, XL, XLI, XLII, XLIII, XLIV, XLV, XLVI).

La même systématisation est possible pour les lésions des annexes.

Placenta. — Œdème et congestion.

Lésions inflammatoires (obs. XVII, XXIII, XXVIII, LIII, LIV, LV).

Dégénérescence môlaire partielle (obs. VIII).

Anastomoses vasculaires des univitellines (obs. XLVII, XLVIII, XLIX, L et LI).

Cordon. — Insertion vélamenteuse (obs. LVII, LXXVII).

Torsion exagérée (obs. XLVII).

Brièveté anormale (obs. X).

Phlébite des vaisseaux (Betschler).

CHAPITRE III

ETIOLOGIE ET PATHOGÉNIE

Nulle étiologie n'a jamais été plus incertaine ni plus complexe et la raison en est surtout dans la rareté même des faits ; il est exceptionnel, ainsi que le fait observer Ballantyne, qu'un même auteur ait rencontré plus de trois ou quatre cas de cette affection et plus exceptionnel encore, aurait-il pu ajouter, que ces trois ou quatre cas aient été l'objet de recherches systématiques et complètes. Si en matière d'œdèmes chez l'adulte les connaissances d'un médecin étaient limitées à un aussi petit nombre d'observations, elles seraient vraisemblablement insuffisantes : quoi d'étonnant, dès lors, à ce qu'on ait quelque difficulté à pénétrer l'origine intime de l'œdème du fœtus ?

C'est cependant uniquement dans une observation minutieuse des cas observés qu'il faut essayer de trouver l'explication ; la lumière ne peut venir que d'eux seuls et ce n'est ni l'expérimentation, ni l'anatomie comparée qui fourniront jamais de renseignements sur la question.

On connaît les belles expériences de Dareste sur la production artificielle des monstruosités ; sans doute, n'ont-elles pas été conduites dans le but précis de produire un œdème, du moins, telle a été cependant la conséquence de plusieurs d'entre elles. Dareste provoqua l'hydropisie chez des embryons de poulet en vernissant les œufs et en les portant à des températures anormales; on modifie évidemment de cette manière les conditions d'évaporation et d'évolution normale de l'œuf. Mais aucune conclusion n'est à en tirer pour le point de vue qui nous occupe : l'embryon d'ovipare vit complètement isolé du milieu maternel avec lequel il a cessé tout échange, il est donc dans des conditions de vie et de développement qui n'ont rien de comparable à celles d'un fœtus dans la cavité utérine.

Quant aux œdèmes du fœtus qu'on peut trouver chez les mammifères, ils ne sont pas mieux connus que les nôtres, et nous n'en parlons que pour mémoire, afin de montrer qu'il ne s'agit pas là d'une particularité spéciale à l'espèce humaine. Nous citerons donc seulement le cas d'Hensen où cet auteur a constaté de l'œdème généralisé chez deux chevreaux, et ceux de Frank, de Saint-Cyr, observés chez des veaux qui naissent avec de l'œdème et une ascite congénitale; ces animaux, d'après Saint-Cyr, présentent des signes de péritonite, de l'ascite, avec une hypertrophie du foie et des reins; quant à Franck, il n'avait pas trouvé dans son cas trace de canal thoracique, ni de ganglions mésentériques ni même de ganglions lymphatiques en général.

Pour connaître l'étiologie de l'œdème fœtal, il ne faut s'adresser qu'à deux groupes de faits, ceux précisément que nous venons d'exposer, à savoir, les faits cliniques d'abord, qui nous montrent dans quelles conditions évolue cette maladie, et enfin les données anatomiques fournies par les autopsies.

§ I. — ETIOLOGIE.

Quand on réfléchit aux conditions étiologiques qui peuvent amener l'anasarque fœtale, on est tout de suite amené à deux idées directrices générales : le fœtus étant un organisme en état de développement continuel peut présenter dans cette évolution des anomalies qui auront pour effet de faire apparaître l'œdème par un mécanisme plus ou moins complexe ; et comme d'autre part, ce fœtus vit et se développe dans le sein de sa mère, il peut y avoir chez elle des maladies, des états diathésiques qui retentissent sur le produit de conception et déterminent chez lui des lésions capables d'entraîner semblable conséquence.

On est conduit en somme à voir dans l'œdème le résultat d'une maladie du fœtus : elle peut siéger d'ailleurs dans ses organes mêmes ou dans ses annexes, et il devient nécessaire d'envisager alors l'influence des lésions du placenta et du cordon. A leur tour, dans une certaine mesure, ces diverses lésions peuvent être conditionnées par un état morbide maternel qui en est la cause première; tels sont rapidement indiqués les divers facteurs étiologiques dont il faut discuter l'importance.

1° INFLUENCE DES LÉSIONS FŒTALES

L'hydropisie généralisée congénitale est, avant tout, une maladie du fœtus : voilà le fait qui semble se dégager le plus nettement de la plupart des observations quand celles-ci sont bien étudiées. Il en est pourtant, nous le savons, pour lesquelles les relations d'autopsie sont presque négatives, ou ne montrent que des lésions si minimes qu'on hésite à voir entre elles et l'œdème un rapport de cause à effet. En tous cas, qu'elles soient vraiment idiopathiques ou placées plus ou moins directement sous l'influence d'une maladie de la mère, il n'est pas indifférent de se rendre compte par quel mécanisme elles peuvent déterminer l'infiltration du tissu cellulaire.

Pour comprendre dans quelle mesure ces divers facteurs jouent un rôle dans la production de l'œdème, il faudrait connaître exactement la physiologie des appareils du fœtus, et savoir comment le fonctionnement défectueux de l'un d'eux peut retentir sur la nutrition et le développement général de l'organisme.

Malheureusement, ces questions de physiologie fœtale sont extrêmement mal connues et le peu qu'on en sait n'apporte aucun éclaircissement à la question. On peut même dire, au contraire, que dans les cas où les lésions hépatiques et rénales sont les plus évidentes, les mieux connues, les plus parfaitement systématisées, on trouve seulement des indications d'ordre très général sur les conditions de vitalité de l'enfant : on décrit par exemple, dans le foie et le rein des enfants d'éclamptiques, des lésions congestives, hémorragiques, accompagnées de dégénérescence du parenchyme, et jamais cependant, ou dans une proportion tellement faible qu'on peut dire que ce sont des exceptions, les enfants d'éclamptiques ne présentent de l'œdème. Comment veut-on, après cela, qu'on puisse, dans la pathogénie de l'hydropisie généralisée, accorder une valeur absolue aux constatations histologiques qui concernent ces différents organes ?

La question est donc obscure, à la fois parce qu'il n'y a aucune lésion caractéristique, pathognomonique de l'œdème, et que l'on ne peut souvent pas voir le lien exact qui rattache l'œdème et la lésion constatée considérée comme facteur étiologique. Et au premier abord les seules peut-être dont l'œdème apparaissent clairement la conséquence sont, d'une part, les anomalies de l'appareil circulatoire, d'autre part, les altérations rénales.

Anomalies de l'appareil circulatoire.

Les premières font intervenir des conditions circulatoires mécaniques : il suffit de se représenter le schéma de la circulation fœtale pour voir qu'une oblitération ou un rétrécissement du trou de Botal, une compression des vaisseaux, soit dans l'abdomen, soit au niveau d'une hernie ombilicale, doivent déterminer une augmentation de tension dans le système circulatoire, en deçà du point comprimé ou rétréci ; l'œdème se produit par transsudation mécanique du sérum sanguin à travers la paroi des vaisseaux, artériels ou veineux.

L'explication serait très plausible si l'on trouvait toujours une distension du système veineux, conséquence fatale de l'obstacle circulatoire ; or, à part celle de Lawson Tait, les observations ne mentionnent pas ce détail, et on se rend compte qu'Osler, en présence d'une oblitération du trou de Botal, ne pouvait trouver de relation très nette entre elle et l'œdème généralisé ; dans les cas de Pott, de Virchow, on a quelque peine à se rendre exactement compte comment une absence de la cloison interventriculaire peut déterminer de l'œdème généralisé et la seule chose qu'on en pourrait déduire au premier abord est simplement l'incompatibilité avec la vie de semblables dispositions. On peut d'ailleurs faire remarquer que chez l'adulte les malformations cardiaques, les lésions valvulaires les plus prononcées ne sont pas en rapport avec les œdèmes qu'elles déterminent par des conditions mécaniques, mais bien plus par l'état du myocarde qui devient, à un moment donné, déficient : et déjà, la simplicité apparente du mécanisme invoqué se trouve en défaut.

Williams avait alors proposé la pathogénie suivante : il faisait remarquer que si chez l'adulte une affection cardiaque produit de l'œdème, celui-ci commence toujours dans les points de la circulation les plus éloignés du cœur ; au niveau des pieds et des malléoles ; or, chez le fœtus *in utero*, le point le plus éloigné de la circulation est le placenta ; c'est donc le placenta qui doit s'œdématier le premier, l'œdème fœtal ne fait que suivre, et peut-être les modifications de la circulation placentaire plus ou moins entravée par l'œdème y sont-elles pour quelque chose.

Les anomalies de la circulation lymphatique sont rangées par King parmi les obstacles mécaniques ; leur action est évidente, quoique les ligatures du canal thoracique faites chez l'adulte au cours d'interventions chirurgicales n'aient pas été suivies d'infiltration des téguments. Seuls peut-être Severeano et Jiano [1], faisant

[1] *Journal de Chirurgie*, 1908.

des ligatures du canal thoracique dans le but de réaliser une stase lymphatique, comme traitement des néoplasmes, ont observé dans un cas un œdème des membres inférieurs : peut-être chez le fœtus l'infiltration des téguments est-elle plus facilement réalisée.

Altérations rénales.

Les altérations relevées au niveau des reins, par ce fait même qu'elles atteignent parfois le parenchyme et se présentent avec un aspect qui rappelle celui de la néphrite vraie, sont susceptibles d'entraîner l'œdème par son mécanisme. Le seul reproche qu'on puisse adresser à cette interprétation, c'est de faire jouer peut-être un rôle trop important à la fonction éliminatoire des reins pendant la vie intra-utérine, et comme il s'agit justement de prématurés dont les reins sont peu développés, on peut se demander jusqu'à quel point ce défaut de l'élimination urinaire peut déterminer des troubles aussi graves. La néphrite congénitale, il faut l'avouer, est mal connue ; elle a même été niée. Admettons, pour un instant, comme démontrée son existence : une objection se présente alors d'elle-même.

S'il est vrai qu'un fœtus est atteint de néphrite aiguë, que cette néphrite détermine chez lui de l'œdème comme elle en donne chez l'adulte, cet état doit s'accompagner logiquement d'une diminution dans la quantité des urines sécrétées par lui, et par conséquent d'oligo-amnios : or c'est tout le contraire ; dans le cas de Lieven, c'est 6 litres de liquide amniotique, et dans celui de Sitzenfrey, 1 litre dans la cavité amniotique de chacun des jumeaux. On conçoit mal semblable polyurie associée à une néphrite que l'auteur qualifie d'aiguë. L'argument a sa valeur et Sitzenfrey l'avait prévu ; il a cherché la cause de l'hydramnios dans une anomalie des vaisseaux du cordon, et n'en trouvant pas, il invoque une faiblesse cardiaque qui accompagne la néphrite, et qui serait à la base d'une stase veineuse, elle-même cause de l'hydramnios. La chose est possible, mais c'est une nouvelle hypothèse.

Lésions du foie.

Si l'on demande une explication aux lésions hépatiques, on se trouve amené à considérer d'une part celles qui peuvent retentir sur la circulation intrahépatique, et, d'autre part, les altérations cellulaires capables d'entraîner des troubles plus complexes, et si l'on veut, toxiques.

Pour les premières, on comprend qu'elles produisent de l'ascite et de l'hypertrophie splénique, mais c'est là toute l'influence qu'on peut leur reconnaître et on ne voit vraiment pas bien la relation qui les unit à l'infiltration des téguments. Il y a infiniment plus d'hépatites interstitielles congénitales accompagnées d'ascite simple que d'hépatites avec œdème généralisé.

Pour les secondes, on se heurte à l'insuffisance de nos connaissances sur le fonctionnement du foie fœtal, qui fait qu'on ne peut guère que bâtir des hypothèses sur l'origine toxique de certains œdèmes ; et ces hypothèses doivent elles-mêmes tenir compte de ce fait, que des lésions hépatiques graves, même d'ordre dégénératif, comme celles que nous avons signalées dans l'éclampsie, ne s'accompagnent pas d'infiltration des téguments : il reste donc à trouver les relations intimes de ces lésions avec l'hydropisie généralisée.

Lésions des surrénales.

Nous nous garderons bien d'émettre une idée pathogénique pour ce qui concerne les altérations des surrénales. Le rôle qu'elles ont chez l'adulte n'est pas tellement éclairci qu'on ne puisse conclure à leur importance dans le cours de la vie intra-utérine. Dire avec King qu'elles ont pour fonction de neutraliser certains produits toxiques du métabolisme et que l'œdème résulte du défaut de cette action n'est qu'émettre une simple hypothèse.

Maladies du sang.

Les états pathologiques rapportés à une leucémie, une anémie ou à un trouble des parenchymes hématopoiétiques, agissent peut-être par les modifications de la composition du milieu sanguin, mais bien plus sans doute par les lésions viscérales qui les accompagnent. On ne voit pas chez l'adulte d'aussi grands œdèmes associés à ces dyscrasies sanguines ; invoquer chez le fœtus l'infiltration plus facile de son tissu cellulaire et le nombre très considérable de foyers hématopoiétiques dans le foie, la rate et les reins, est sans doute faire appel à des conditions étiologiques vraisemblables, mais il faut convenir de notre impuissance à expliquer leur mécanisme.

Hyperchlorurémie fœtale.

Il est certain qu'on peut difficilement pénétrer le mécanisme intime par lequel une cellule malade agit dans un sens déterminé pour créer un état pathologique. C'est pourquoi les constatations chimiques faites par Sauvage dans la sérosité d'œdème d'un fœtus hydropique sont très importantes ; et l'on peut se demander si des lésions du foie, de la rate ou des reins n'ont pas dans certains cas comme aboutissant commun un état d'hyperchloruration des humeurs. Ce serait là une très séduisante pathogénie de l'œdème généralisé, tout à fait en harmonie avec nos connaissances sur l'hyperchlorurémie en général : il est à souhaiter que des recherches soient faites dans ce sens pour apporter de nouveaux faits à l'appui de cette théorie.

Cette donnée de l'hyperchlorurémie fœtale est d'acquisition toute récente, et s'inspire naturellement des résultats de l'examen du sang dans les néphrites. Sauvage, ayant analysé le sang des fœtus normaux, a trouvé que la teneur du sérum en chlorure était de 5 gr. 11 ; dans un cas d'œdème généralisé cette quantité de chlorure était nettement augmentée dans le sang total et surtout dans le liquide d'œdème, puisqu'elle y atteignait 6 gr. 69 par litre.

C'est là la sanction de l'hypothèse émise par Prouvost : l'hyperchlorurémie ovulaire qu'il avait soupçonnée existait probablement dans son cas. Il restera évidemment toujours à chercher la cause première de cette hyperchlorurémie et à démontrer sa dépendance d'une lésion viscérale ; elle serait plus facile à comprendre au cours d'une néphrite fœtale, elle devient moins évidente pour d'autres altérations, mais en l'admettant la transsudation de la sérosité dans les tissus apparaît comme un simple phénomène d'osmose.

Nous pensons que cette explication est à réserver aux cas d'œdèmes toxiques ; bien qu'il soit intéressant d'analyser la sérosité des œdèmes paraissant liés à des causes mécaniques, il est douteux qu'on trouve une importance aussi grande à la compositon chimique des tissus : c'est là en tout cas un champ ouvert à des recherches des plus intéressantes.

Il serait très élégant de pouvoir faire des fœtus infiltrés soit des cardiaques, soit des brightiques ou des hépatiques, mais ainsi que le fait observer Sauvage à qui nous devons cette comparaison, une assimilation aussi étroite pèche par trop de points pour servir jamais de base à une classification étiologique. On ne peut même pas voir dans les cas en apparence les plus simples la relation intime entre l'œdème et la lésion constatée considérée comme facteur étiologique puisque chacune d'elles a été vue dans des cas où aucun œdème ne l'accompagnait. Et pour compléter cette liste par un exemple typique, rappelons encore que des lésions inflammatoires du péritoine ont été vues bien souvent sans qu'il y ait en même temps de l'œdème généralisé. Quantin dans sa thèse rapporte 38 observations de péritonite fœtale dont une seule s'accompagne d'œdème sans qu'on puisse en discerner la cause. Il faut donc se contenter d'une conclusion très vague, et considérer que des malformations, des lésions viscérales peuvent troubler la nutrition générale et les conditions de la vie intra-utérine pour aboutir à un tel résultat.

2° INFLUENCE DES LÉSIONS DU PLACENTA ET DU CORDON

Il y a peu de choses à dire de l'influence du placenta, car ce n'est pas ici le lieu de retracer la physiologie de la circulation placentaire et d'insister sur son importance. Mais comme il forme un trait d'union entre la mère et le fœtus il constitue un lieu de rencontre où se combinent les causes maternelles et fœtales et où l'ingéniosité des auteurs s'est évertuée à voir l'action de mécanismes plus ou moins complexes.

Œdème du placenta.

Lorsque le placenta est œdématié, on dit que le sang qui y vient du fœtus par l'artère ombilicale peut rencontrer une résistance exagérée et cette résistance cause à son tour une augmentation de pression dans la circulation fœtale dont l'œdème est la conséquence (Strauch): c'est un obstacle mécanique.

Williams avait en vue l'importance des échanges du fœtus à la mère. Les reins du fœtus, dit-il, sont peu développés, les tubes en sont bouchés, faits qui démontrent l'inactivité de ces organes pendant la vie fœtale. Le placenta est un organe respiratoire : c'est aussi un organe hépatique, ses cellules renferment du glycogène. L'inactivité des reins pendant la vie fœtale permet de supposer qu'il est en plus un organe excrétoire séparant les produits excrémentiels du fœtus de la circulation. Si l'œdème du placenta, son augmentation de volume empêchent cette action excrétoire, il y aura accumulation de ces produits dans le sang fœtal et un anasarque apparaîtra comme dans le mal de Bright.

Dans l'une comme dans l'autre de ces pathogénies, il faudrait admettre que l'œdème placentaire est primitif et antérieur à celui du fœtus: Strauch, il est vrai, prétendait qu'une néphrite fait sentir très tôt ses effets dans la partie maternelle du placenta qui est un lieu de moindre résistance et produit une exsudation séreuse dans les espaces intervilleux : mais ce n'est pas démontré, et s'il est vrai qu'une néphrite est en cause, on peut expliquer son action en s'appuyant sur des données plus scientifiques.

Dans l'hypothèse de Fürh, l'œdème du placenta est secondaire, mais le mécanisme est encore plus compliqué : à la base l'auteur fait intervenir une endométrite chronique aggravée par une néphrite maternelle ; les lésions déciduales qui en sont la conséquence provoquent à leur tour une hyperplasie des villosités choriales et celles-ci absorbent de façon excessive la sérosité du sang maternel au point que la circulation fœtale s'en trouve encombrée. Le fœtus, de son côté, cherche à éliminer cette quantité de liquide, ses reins sécrètent abondamment et voilà la cause de l'hydramnios. Quant à l'œdème placentaire lui-même il est simplement sous la dépendance de lésions secondaires.

Tout cela semble un peu théorique et nous ne pensons

pas qu'il soit nécessaire, pour expliquer l'œdème, de mettre en œuvre des facteurs aussi complexes. Il est douteux que les lésions placentaires agissent sur l'œdème directement et on ne leur voit guère, en général, avoir d'autres conséquences que des troubles de nutrition et de développement de l'enfant.

Anastomoses vasculaires dans les placentas de gémellaires univitellines.

Une mention spéciale est à faire cependant des anastomoses vasculaires dans les placentas de gémellaires univitellines. Cette troisième circulation permet à un fœtus d'envoyer du sang à son frère, mais les anastomoses ainsi établies peuvent être doubles, et alors s'équilibrer plus ou moins. Quand elles n'existent que dans un sens, elles n'ont pas besoin d'être d'un gros volume pour expliquer des troubles graves.

La cause de l'infiltration du tissu cellulaire est sans doute à rechercher dans l'hypertension générale du fœtus transfusé et l'œdème serait donc d'origine mécanique.

Pour apprécier la valeur de cette condition étiologique, il faut donc examiner les dispositions de ces anastomoses, puis leur calibre, afin de se rendre compte de leurs conséquences physiologiques dans la mécanique circulatoire. Cet examen anatomique ne fournira peut-être pas toujours des indications très probantes : l'œdème du placenta, sa friabilité jointes à la finesse des anastomoses peuvent empêcher d'étudier leurs particularités. Mais avec elles, il est possible de considérer comme liées intimément à cette cause mécanique toutes les anomalies de l'œuf et du fœtus, dont les degrés successifs seraient l'hydramnios, l'ascite et l'œdème du transfusé : du reste l'état d'infiltration qu'on constate souvent chez un transfusé, même s'il n'est pas accompagné d'ascite et d'hydramnios, est déjà de l'œdème.

Sans doute l'œdème qu'on voit dans ces circonstances n'a habituellement ni l'extension ni l'intensité des gros œdèmes congénitaux dont nous avons décrit l'aspect, mais ce n'est qu'affaire de degré, et la seule objection qu'on puisse faire à cette manière de comprendre les choses c'est, ainsi que le fait remarquer Elenterescu lui-même, à qui nous empruntons ces lignes, « la rareté de ces altérations (hydramnios et fœtus œdémateux) et la fréquence des causes incriminées, si bien qu'il semblerait au premier abord qu'aucune relation ne puisse exister entre cette cause si fréquente et un effet si rare ». Avec Dareste, cet auteur est d'avis qu'une inégale répartition du vitellus peut expliquer originellement les différences de volume des embryons et que peut-être aussi un trouble dans la formation de l'amnios rend compte de l'hydropisie limitée à l'un des œufs, sans qu'il soit besoin d'avoir recours à des causes circulatoires : mais l'infiltration œdémateuse du jumeau transfusé reste alors à élucider.

Lésions du cordon.

Les anomalies notées au niveau du cordon agissent par une action mécanique qu'il est facile de comprendre, que ce soit une brièveté anormale, une torsion exagérée, une insertion vélamenteuse, voire même une phlébite de vaisseaux ; on peut dire seulement qu'en général, on ne considère pas ces diverses dispositions comme susceptibles de créer des états morbides, à moins d'être poussées à un degré extrême et, en ce cas, le résultat est plutôt un développement imparfait du fœtus que son infiltration. Il faut imaginer des conditions un peu spéciales pour que l'augmentation de pression dans la circulation fœtale, cause de l'œdème, se produise sans que les obstacles à cette circulation empêchent l'enfant de se développer.

3° INFLUENCE DES CAUSES MATERNELLES

Sous quelles influences se développent les maladies du fœtus hydropique ? Les maladies de la mère y prennent-elles une part, ou bien s'agit-il là d'une affection véritablement idiopathique?

En raison de leur peu d'importance, qu'on nous permette d'éliminer d'abord l'action possible de causes paternelles : l'anémie notée par Ballantyne dans plusieurs cas, l'ictère dans celui de Seulen semblent vraiment des conditions étiologiques bien improbables. Il faudrait, pour expliquer leur action, admettre un état pathologique existant dans les cellules sexuelles avant l'imprégnation et capable d'orienter l'évolution de l'œuf dans des modifications anormales.

Sans doute, nos connaissances actuelles sur l'hérédité ne permettent pas de rejeter d'une manière absolue l'idée qu'une maladie du père ait une action sur le développement du produit de conception ; mais pour ce qui concerne l'œdème du fœtus, il faut avouer que c'est une hypothèse bien discutable et que les observations connues ne rendent guère vraisemblable. On conçoit qu'une pareille cause, si elle agit, le fasse tout au début du développement, et alors l'embryon atteint d'une tare originelle aboutit à la formation d'un individu incomplet, d'un monstre ou même est expulsé dans les premières périodes de sa vie ; et si cette cause n'est pas incompatible avec l'évolution normale de l'individu, il est difficile de lui reconnaître d'autre influence qu'une transmission de caractères héréditaires, de prédispositions morbides, plutôt que d'une maladie intra-utérine.

Or l'œdème fœtal, comme nous le verrons, est une complication qui survient chez le fœtus déjà avancé en âge, à un moment donné de la vie intra-utérine, de telle sorte que son début tardif laisse peu de probabilités aux hypothèses qui voudraient y voir l'effet d'une cause paternelle.

Nous devons donc nous borner à noter une curieuse coïncidence signalée par Ballantyne : il a observé des œdèmes du fœtus chez une femme qui présentait, ainsi que son mari, un degré d'anémie marqué ; et le frère de cette malade, anémique lui aussi, eut des enfants œdématiés ; il semble qu'il y ait là la traduction d'un état morbide familial.

L'organisme maternel au contraire a une influence tellement évidente sur la vie et l'accroissement de l'enfant qu'il est impossible de nier son action dans certaines circonstances. De l'instant que le fœtus est affecté par une néphrite maternelle, qu'il en meure, que dans l'éclampsie par exemple ses organes présentent des lésions qui rappellent celles des organes maternels eux-mêmes, on peut supposer qu'il se trouve des états morbides chez la mère, capable d'engendrer l'œdème du fœtus. Les données récentes que nous possédons sur la perméabilité placentaire fournissent un appoint de plus à ces théories : le passage de poisons de la mère au fœtus explique les réactions de son organisme et l'on peut trouver là à l'action des causes naturelles une base physiologique dont les faits expérimentaux viennent chaque jour démontrer l'exactitude.

C'est surtout à propos des faits d'œdème du fœtus à répétition chez la même malade, que l'on est encore bien plus en droit de se demander le pourquoi de ces récidives aussi curieuses, et logiquement on est amené à conclure à l'action de l'organisme maternel. Malheureusement, à les analyser de près, ces cas ne permettent pas mieux que les autres de discerner l'élément morbide en cause : on trouve par exemple que la syphilis est niée formellement par plusieurs, si elle est sûre pour le cas de Sinéty; la néphrite maternelle a été mise en cause par Cohn, d'autrefois la malade est vierge de toute tare pathologique; de sorte que, si l'on trouve quelque chose, on a tendance à s'exagérer l'importance du facteur invoqué, et si l'on ne trouve rien, on en vient à se demander si l'action de l'organisme maternel sur le fœtus ne s'exerce pas parfois d'une manière obscure, dont on ne peut pénétrer le mécanisme et qui opère peut-être en dehors des cadres pathologiques que nous avons l'habitude de connaître.

Il y a des pathogénies plaisantes : Seeger semblait rattacher l'origine de l'état du fœtus à des événements survenus vers la fin de la grossesse : c'était une frayeur de la mère à l'occasion de l'incendie d'une maison voisine et ce fait, assez singulier, qu'elle avait ingurgité une grande quantité de bière.

Montgomery invoquait l'alcoolisme. D'autres auteurs considérant que la mère d'un fœtus hydropique est souvent elle-même atteinte d'hydropisie ont pensé à un état morbide directement transmis. Pour Virchow, enfin, les anomalies cardiaques et l'endocardite de son fœtus étaient sous la dépendance du rhumatisme ou de la syphilis maternelle. Ces quelques exemples suffisent à montrer combien souvent on a recherché dans un état morbide maternel la cause première de la maladie du fœtus.

Ce que l'on sait de l'hydropisie fœtale étant tiré par analogie de nos connaissances sur celle de l'adulte, tout naturellement on est amené à discuter l'influence de l'albuminurie ou de la néphrite maternelle ; d'un autre côté, toutes les questions relatives à la mort du fœtus, à son développement, à sa vitalité après la naissance, ayant porté l'attention sur la syphilis, on a aiguillé les recherches dans ce sens pour expliquer les raisons de l'anasarque fœtale, et voilà les deux principales maladies maternelles invoquées comme facteurs étiologiques.

A. Influence de la syphilis.

A vrai dire, pour ce qui concerne la vérole, il faut se garder de toute exagération car sa recherche est des plus difficiles chez la femme et il ne faut pas cependant la soupçonner sans motif plausible.

Pour dire que la syphilis existe, il faut avoir des raisons probantes : accidents syphilitiques en évolution ou ayant laissé des traces indéniables, série d'avortements ou accouchements antérieurs de fœtus macérés, syphilis avérée du père : ces faits existent, c'est entendu, mais ils sont relativement rares ; en dehors des cas où nous l'avons signalée, page 28, soit d'après des certitudes, soit d'après des probabilités, la syphilis a été dans la majorité des observations formellement niée ou du moins non décelée. A ce point de vue, nos conclusions sont franchement opposées à celles d'Audebert, qui estimait au contraire que, si les observateurs avaient cherché dans cette voie, ils auraient souvent trouvé l'hérédosyphilis.

Pour dire que c'est la syphilis qui a causé l'œdème du fœtus, il faut trouver sa signature dans les lésions placentaires ou les lésions fœtales. Là, la question est plus délicate et se précise.

On invoque comme premier argument le poids du placenta : depuis la fameuse loi de Pinard, il n'y a pas de gros placenta qui n'éveille aussitôt l'idée de spécificité latente. A ce compte-là, on a beau jeu à voir la syphilis dans l'anasarque fœtale, et certes le formidable poids du délivre est de nature à ouvrir les yeux aux plus incrédules. Audebert insiste beaucoup sur ce point, et rappelle après cette importance du poids absolu celle de son rapport avec le poids de l'enfant : les chiffres sont évidemment encore plus convaincants.

Malheureusement, dans ces placentas monstrueux, il y a surtout de l'œdème : quand la sérosité s'en est écoulée, c'est 400 grammes, 800 grammes qu'ils ont perdus ; sans doute même après cela ils pèsent encore un kilogramme et plus, et c'est un chiffre. L'œdème qui reste encore dans les villosités et qui n'en sortira jamais peut l'expliquer en grande partie, mais pourquoi insister ? Ce n'est pas sur le poids seul, c'est sur des données histologiques qu'il faut discuter.

Or, les examens microscopiques ne confirment guère ces présomptions : l'œdème, la congestion des villosités sont les altérations les plus communément rencontrées, les lésions syphilitiques, très rarement; d'ailleurs en est-il une seule qui soit absolument pathognomonique ? On trouve signalées cependant l'endartérite, l'endophlébite, l'hypertrophie des villosités; elles sont certaines dans les observations d'Audebert, de Sinéty, de Nyhoff (obs. LIV-XXIII-XXVIII); elles surprennent par exemple dans celles de Sitzenfrey (obs. XVII), où vraiment on ne les attend guère, mais encore une fois elles sont rares, en admettant même qu'elles soient absolument probantes.

Ce n'est pas tout de dire que la syphilis qui existe au niveau du placenta est à la base de l'œdème du fœtus, il faut montrer une relation plus immédiate, car jamais que nous sachions, l'histoire de la syphilis placentaire n'a été faite avec des observations de fœtus œdématiés.

C'est alors qu'on a essayé de chercher dans le fœtus lui-même.

De ce côté, il arrive qu'on ne trouve rien : c'est le

cas d'Audebert, à qui Fieux et Lefour n'ont pas manqué de faire observer, à la Société d'Obstétrique de Bordeaux, que la syphilis n'était pas la seule cause d'ascite fœtale et qu'il était impossible de l'affirmer sans la constatation de gommes du foie ou du poumon. Quand on trouve quelque chose, on est arrêté par la difficulté souvent très grande d'interprétation des coupes histologiques et sur lesquelles tout le monde ne s'entend pas : témoin les discussions Landmmann et de Sanger sur la nature leucémique ou syphilitique de lésions hépatiques relevées dans une autopsie.

Parmi les données anatomiques, les plus sujettes à discussion sont celles notées au niveau du foie, de la rate ou des reins. Pour ce qui concerne la rate, on a eu tendance à conclure à la syphilis simplement en raison de son gros volume, comme on a fait pour le placenta, et comme pour lui, c'est une erreur ; car d'autres causes que l'infection syphilitique peuvent déterminer l'hypertrophie splénique et, à côté de quelques cas où l'examen est démonstratif, il y en a d'autres où la rate augmentée de volume a pu être considérée justement comme une rate de leucémie ou d'anémie.

Les altérations vues dans les reins ou dans le foie sont aussi très difficiles à interpréter. S'agit-il vraiment d'un processus inflammatoire, et celui-ci est-il de nature spécifique ? Il est évident qu'on ne peut trancher un différend de cette sorte, à moins d'avoir les coupes sous les yeux et de les étudier avec la compétence que nécessite ce diagnostic (voir la discussion page 99). On peut remarquer seulement que certains auteurs, ayant porté beaucoup d'attention aux examens histologiques, signalent eux-mêmes ce fait, qu'au premier abord on pourrait penser à des lésions de nature syphilitique, tandis qu'un examen plus approfondi permet de les rapporter à toute autre cause (Sanger-Fischer). Il n'y a pas, on le sait, de caractère absolument démonstratif de l'infection syphilitique, et quand bien même la syphilis semble exister chez la mère ou au niveau du placenta, on a pu conclure à des lésions d'une autre nature (Sitzenfrey-Fischer), par exemple à l'influence d'une néphrite maternelle ayant déterminé des lésions du rein fœtal.

Dans ces dernières années, on s'est adressé à d'autres procédés d'examen : recherche du tréponème, réaction de Wassermann. Or, en aucun cas le tréponème n'a été trouvé dans les différents viscères, ni dans le placenta (Schridde, Sitzenfrey, Fischer, Sauvage) ; la réaction de Wassermann n'a pas été positive dans le sang ou le liquide de l'œdème (Sauvage), elle ne l'a été que dans un cas chez la mère (Fischer).

De sorte que si l'on voulait résoudre la question des rapports de la syphilis et de l'œdème généralisé du fœtus, on serait presque tenté de le faire par la négative. Nous ne pensons pas cependant qu'il faille être absolu ni dans ce sens ni dans l'autre ; nous convenons que, dans certaines observations, la syphilis maternelle est sûre, dans un certain nombre d'autres elle est douteuse, mais probable ; mais dans le plus grand nombre elle n'est pas en cause. Nos conclusions sont, en somme, celles de Ballantyne, de Brockhuisen : ce dernier auteur notamment est formellement d'avis que l'opinion d'Audebert, admettant la syphilis comme facteur étiologique habituel, est insoutenable. On ne peut moins faire, il est vrai, que d'être frappé du caractère des lésions anatomiques qui, dans plusieurs cas, en imposent pour une syphilis ; mais, d'une part, ces lésions se voient en dehors de la syphilis, d'autre part, des lésions véritablement syphilitiques ne s'accompagnent pas d'hydropisie généralisée.

Ces conclusions s'accordent avec ce que l'on sait de la syphilis congénitale ; comme pour le placenta, ce n'est pas avec des œdèmes du fœtus qu'on en a fait l'histoire, et il serait bien surprenant qu'une cause aussi fréquente, aussi banale que la syphilis soit à la base d'un état aussi rare que celui de l'hydropisie fœtale.

B. Influence de la néphrite maternelle.

Le second facteur étiologique important a été tiré de la présence des œdèmes maternels et de l'albuminurie. Quelques esprits critiques on fait observer, il est vrai, que c'étaient peut-être là des accidents secondaires à la gravidité et à l'hydropisie fœtale même. Williams, revenant encore au rôle excréteur du placenta, estime que celui-ci déverse dans la circulation maternelle des produits de déchet, dont l'élimination va surcharger les reins, et détruire l'équilibre hypothèse qui n'est pas sans vraisemblance. Quel que soit le mécanisme, il est hors de doute que, souvent, l'albuminurie et les œdèmes maternels sont, en effet, plus ou moins directement placés sous la dépendance de la grossesse, de l'hydramnios et de l'œdème fœtal lui-même; mais d'autrefois, il y a néphrite authentique : la grossesse par son évolution lui donne un coup de fouet et le surmenage de l'organisme maternel aide à la rupture d'équilibre.

Les auteurs sont assez nombreux, qui ont posé la question de savoir si la néphrite maternelle a quelques rapports avec l'hydropisie fœtale, mais il en est peu qui aient essayé de la résoudre et de préciser son action.

Il ne semble guère admissible de penser que le fœtus peut s'œdématier comme s'œdématie une partie du corps de la mère, et, en quelque sorte directement, en même temps que lui. Le fœtus a beau faire partie de l'organisme maternel, la séparation des circulations oblige à invoquer un mécanisme plus complexe, et la solution du problème serait dans la néphrite congénitale héréditaire.

Cette question de la néphrite congénitale a été l'objet de polémiques qu'il semble possible aujourd'hui de solutionner dans un sens franchement positif. Le mécanisme pathogénique de l'hérédité rénale est aisé à comprendre, et il n'est pas besoin pour l'expliquer de faire intervenir des influences mystérieuses. « Puisque toute malade atteinte de néphrite présente dans son sérum des substances très toxiques pour les reins ; puisque ces substances passent très facilement de la mère au fœtus, on conçoit que, dans tous les cas où une femme atteinte de néphrite devient enceinte, le fœtus est, pendant toute la durée de son développement, irrigué et baigné par des humeurs néphro-toxiques ; dans certains cas, les altérations seront si marquées que la mort surviendra dans les premiers jours et même les premières heures de la vie extra-utérine[1].» L'existence de néphrite congénitale par hérédité directe n'est donc pas contestable, « elle repose sur une triple base anatomique, expérimentale et clinique » et il n'y a par suite aucune invraisemblance à admettre les conclusions de Sitzenfrey et de Lieven.

Pour les appuyer, Sitzenfrey, dont l'observation est très précise, la fait suivre de la description d'un autre cas de néphrite congénitale où l'influence de la néphrite maternelle apparaît clairement : c'est l'histoire d'une femme de vingt et un ans, primipare, qui, dans le courant de sa grossesse, présenta des signes de néphrite avec un œdème très étendu et des urines albumineuses contenant des cylindres. Devant les signes d'une hydramnios à évolution rapide et l'état de la mère, on provoqua avant terme l'accouchement par la ponction des membranes : peut-être a-t-on par là évité un œdème généralisé chez le fœtus, car l'enfant qui ne pesait que 1.680 grammes et qui n'avait aucun œdème à la naissance, commença, dès le second jour, à présenter de l'œdème des membres inférieurs, des organes génitaux, et de la paroi abdominale ; puis apparut une ascite à la troisième semaine, avec circulation complémentaire de la paroi, et les urines de l'enfant retirées par cathétérisme renfermaient de l'albumine. Les œdèmes et l'ascite ainsi que l'aspect pâle de l'enfant avaient, à six mois, progressivement disparu.

On ne peut exiger de démonstration plus complète.

Il n'est enfin pas impossible, qu'une néphrite mater-

[1] Debove, Achard et Castaigne, *Maladies des reins*.

nelle, par l'influence toxique qu'elle exerce sur le développement du fœtus, détermine chez lui d'autres lésions qu'une néphrite : Schridde s'est demandé si elle n'était pas à la base des altérations observées dans deux de ses cas, et si, comme il le dit lui-même, il est impossible de se prononcer sur ses réactions vis-à-vis de la maladie de l'enfant, il est du moins logique de poser la question que des observations ultérieures pourront peut-être résoudre. Sanger et Klebs avaient pensé de même.

Sans revenir sur l'importance de l'hyperchlorurémie fœtale à propos de laquelle nous avons suffisamment insisté, on peut se demander si elle n'est pas secondaire à une altération semblable du sang de la mère, et réalisée par simple osmose au niveau du placenta ; il serait intéressant dans les observations ultérieures de mettre en évidence l'excès des chlorures à la fois chez la mère et chez l'enfant; l'influence de la néphrite maternelle serait du coup démontrée d'une manière très simple et l'œdème fœtal expliqué avec toute la précision désirable.

C. Influence de maladies diverses.

C'est par une action toxique que l'éclampsie détermine les lésions bien décrites par Bar dans le rein et le foie du fœtus, mais elles ne sont pas habituellement accompagnées d'anasarque, et, pour cela même, le rôle étiologique de l'éclampsie demeure douteux. Gruler, dans un travail sur l'éclampsie maternelle comme cause des néphrites de l'enfant, soulève une fois de plus la question de la néphrite congénitale et, dès lors, le rapport de l'éclampsie avec l'œdème généralisé se concevrait plus aisément ; mais son observation a été critiquée par Sitzenfrey et Lieven, eux-mêmes, qui, vu l'absence d'altérations interstitielles, se refusent à y voir un cas de néphrite congénitale authentique.

Les affections maternelles diverses invoquées comme facteur étiologique, rentrent dans le cadre des faits que la pathologie générale range sous le nom d'hérédité individuelle.

On peut admettre que lorsqu'un organe est lésé, certains produits toxiques sécrétés par des cellules altérées vont précisément nuire au fonctionnement des cellules similaires, et même agir sur les parties des cellules germinatives qui doivent donner l'organe similaire : c'est la théorie développée par Charrin. A ce titre, une altération hépatique serait directement placée sous l'action de la maladie du foie maternel ; l'état anémique de la mère serait capable de déterminer des altérations de même ordre chez l'enfant (Siefart, Pinkuss). On pourrait multiplier les exemples, mais il y a dans d'autres cas de telles différences dans la composition du sang de la mère et celle du sang fœtal que c'est là encore une étiologie bien incertaine.

Il faut dans cette question de l'importance des causes maternelles se garder de toute exagération et faire un choix judicieux de celles qui sont vraiment susceptibles d'agir sur le fœtus. Pour affirmer leur action il est nécessaire de démontrer d'abord que les symptômes morbides de la mère ne sont pas secondaires à la maladie du fœtus comme cela peut arriver dans une certaine mesure pour l'œdème des membres inférieurs et l'albuminerie ; et enfin, il faut que les lésions fœtales elles-mêmes, par leur rapport avec l'affection maternelle (néphrite congénitale au cours de néphrite maternelle) ou par leurs caractères histologiques (lésions placentaires ou fœtales de nature vraiment syphilitique), affirmentleur dépendance vis-à-vis de l'organisme générateur.

C'est par une juste appréciation des faits qu'on peut espérer éclaircir ce point très délicat de la pathogénie, où reste encore tant d'inconnu : car enfin, pourquoi l'œdème du fœtus est-il si rare, alors que les maladies maternelles qui seraient capables de le déterminer s'observent si souvent ?

4° CAUSE FAVORISANTE GÉNÉRALE

Il y a peut-être à la base de cette infiltration généralisée du tissu cellulaire une condition générale qui dans une certaine mesure rend compte de la diversité des faits, sans qu'elle puisse d'ailleurs suffire à les grouper : c'est la facilité avec laquelle le tissu cellulaire de l'enfant se laisse infiltrer. On est parfois surpris de voir comment de simples écarts de régime, une nourriture trop riche en féculents suffisent à déterminer chez un nourrisson un œdème très prononcé en dehors de toute néphrite et de toute malformation organique ; l'administration de la solution de John et Heim prolongée quelques jours aboutit très vite aussi à un état d'infiltration qui est un véritable œdème artificiel. C'est toute la pathogénie de l'œdème du nouveau-né qu'il faudrait rappeler ici : l'influence fâcheuse des entéro-colites, signalée par Filatow, Baginsky, Ashby et Wright[1], celle des injections de sérum artificiel[2] qui démontrent l'existence, dans l'organisme de l'enfant, d'un ensemble de dispositions favorables qui lui font faire des œdèmes dans des circonstances où un adulte serait loin de réagir aussi facilement.

Cet état d'équilibre si facile à rompre n'est pas sans favoriser l'apparition et l'extension des œdèmes ; il est possible que les conditions de la vie intra-utérine, en diminuant les pertes en eau de l'organisme, exagèrent encore cette disparition naturelle et qu'ainsi des altérations organiques très diverses aboutissent à un résultat commun. Un état de nutrition défectueux *in utero* pouvait à la rigueur suffire à provoquer l'apparition de l'anasarque, d'après Priestley ; sans aller aussi loin, il est bon de signaler cette cause dont l'importance, bien que secondaire, n'est peut-être pas à négliger.

§ II. MÉCANISME

1° MODE DE PRODUCTION DE L'ŒDÈME : ŒDÈMES MÉCANIQUES ET TOXIQUES

En considérant à un point de vue très général toutes les conditions susceptibles de déterminer l'hydropisie

[1] Cités par Hutinel.

[2] Achard et Paisseau, *Société méd. des Hôp. de Paris.* 3 juillet 1903.

généralisée, on voit qu'il est possible de les diviser en deux groupes : causes mécaniques d'une part, causes toxiques d'autre part.

Disons tout de suite que cette dénomination d'œdème toxique que nous donnons ici pour nous conformer à l'usage et parce qu'elle dispense de chercher un terme plus exact, ne saurait convenir à désigner à la fois les œdèmes vraiment toxiques, ceux qui relèvent d'altérations inflammatoires, et même les modifications chimiques imprimées à la composition des humeurs. On veut simplement affirmer par là que des conditions circulatoires mécaniques n'entrent pas en jeu dans leur production; cette classe comprend d'ailleurs la majorité des cas.

A. *Œdèmes mécaniques.* — Donc, sont d'origine mécanique ceux des œdèmes qui sont consécutifs à des anomalies cardiaques : endocardites, compressions des gros vaisseaux, absence du canal thoracique, dispositions anormales des vaisseaux du cordon, phlébites des vaisseaux ombilicaux et aussi les œdèmes des transfusés dans les gémellaires univitellines.

B. *Œdèmes toxiques et inflammatoires.* — Sont considérés comme toxiques tous les autres, quelles que soient les lésions viscérales mises à leur base.

a) Œdèmes inflammatoires (néphrite aiguë congénitale, hépatite, péritonite).

b) Œdèmes toxiques (lésions histologiques non inflammatoires, du foie, des surrénales, des reins, maladies du sang).

La distinction qu'il semble nécessaire d'établir entre les œdèmes toxiques et les œdèmes inflammatoires ne peut naturellement se baser que sur les conditions étiologiques reconnues ; Porak avait pensé légitime de considérer les épanchements dans les séreuses, comme la plupart du temps inflammatoires, et leur abondance serait même en rapport avec cette nature. Il y aurait donc selon lui des œdèmes inflammatoires caractérisés par des épanchements abondants, mais limités à un petit nombre de séreuses, et des œdèmes toxiques, avec des épanchements multiples généralisés, mais peu abondants.

Les observations que nous connaissons ne semblent pas confirmer cette manière de voir.

2° MOMENT DE LEUR PRODUCTION. ŒDÈMES AIGUS ET ŒDÈMES CHRONIQUES

Comme le fait remarquer Nyhoff, c'est une question insoluble que celle de savoir à quelle époque débute l'œdème. Lorsqu'il est associé à l'hydramnios, on peut penser qu'il en est contemporain, mais il n'y a pas forcément de parallélisme entre les deux. La seule donnée précise pourrait être fournie par l'apparition d'un syndrome d'hydramnios aiguë, ne correspondant pas en fait à de l'hydramnios, ainsi que nous en avons signalé des exemples, mais simplement à l'augmentation brusque de volume de l'utérus ; cette dernière est bien alors fatalement causée par l'anasarque fœtale puisque la quantité de liquide amniotique est normale. Lorsque ces circonstances se rencontrent, il s'agit évidemment d'un œdème fœtal à marche rapide.

D'autre part, si l'on considère que ces enfants ne

sont à peu près jamais des macérés, mais seulement des mort-nés, qui succombent pendant le travail ou même après la naissance, et que cliniquement l'augmentation rapide de volume du ventre est la règle, on est amené à penser que la plupart du temps l'hydropisie suit une marche aiguë. Il semble que ce soient donc là les formes les plus fréquentes, ou du moins, toutes les fois qu'on peut avoir des présomptions sur le moment où a débuté l'œdème, c'est qu'il s'est agi d'un œdème à évolution rapide.

Le fait qu'il puisse y avoir des œdèmes à évolution lente paraît moins facile à démontrer, et seuls peut-être se comportent ainsi ceux qui ont à leur base des anomalies de développement du cœur ou des vaisseaux (rétrécissement du trou de Botal, hernie diaphragmatique, etc.). L'idée d'une évolution lente de l'œdème semble le mieux s'accorder avec les conditions étiologiques, mais il est évident qu'aucune certitude ne peut être établie à cet égard.

3° EXTENSION DE L'ŒDÈME. — LES ŒDÈMES INCOMPLETS

A partir du moment où sont créées les conditions suffisantes à la formation de l'œdème, celui-ci s'étend et se généralise, aidé dans sa progression par la facilité avec laquelle le tissu cellulaire du nouveau-né se laisse infiltrer. Il est parfois difficile de voir comment une lésion très limitée peut déterminer un œdème étendu à tout le corps : et même en admettant qu'on puisse éclaircir ce point de pathogénie, il resterait à montrer la manière dont progresse l'infiltration. Est-ce par les extrémités qu'elle débute, comme dans les œdèmes de l'adulte, ou bien est-elle d'emblée généralisée ?

Quoi qu'il en soit, l'égale distribution de l'œdème sur toute la surface du corps doit être considérée comme la règle, et il est assez rare de voir un membre en totalité ou en partie rester à peu près normal.

On s'est demandé la raison de ces répartitions inégales. Quelquefois, la présence d'une petite ulcération a fait penser que la sérosité de l'œdème s'était écoulée en partie et avait vidé un segment de membre (Sanger) ; on a répondu à Sanger que la plaie dont il invoquait le rôle était située trop loin du membre considéré et séparé de lui par des tissus encore œdématiés. Quand il n'y a aucune altération du revêtement cutané, on pense à une compression intra-utérine (Schutz), ou à des conditions mécaniques ayant permis à la partie déclive de la présentation de s'œdématier davantage (Truzzi). Comme ces faits sont en somme assez rares, on ne peut y reconnaître une influence genérale comme celle indiquée par Teuffel, d'après laquelle l'action de la contraction utérine solliciterait la progression centripète de l'œdème, du placenta où il est primitif, au fœtus où il serait secondaire, et où, dans certaines circonstances, il n'aurait pas eu le temps de se compléter et de se généraliser. La comparaison que fait cet auteur de la progression de l'œdème dans le tissu cellulaire avec celle d'un emphysème sous-cutané mérite d'être conservée, mais son explication ne peut s'appliquer qu'aux cas très rares d'œdèmes fœtaux incomplets coïncidant avec un très gros œdème placentaire.

4° ŒDÈME FŒTAL ET ŒDÈME DU PLACENTA

Nous nous sommes contenté d'indiquer plus haut la possibilité d'œdème fœtal sans œdème placentaire : il convient maintenant de voir ce que l'on peut déduire de leur coïncidence habituelle au point de vue étiologique et pathogénique de l'œdème du fœtus en général.

Le premier auteur qui semble avoir reconnu l'importance de cette association semble être Klebs : il insiste sur la nécessité de séparer l'hydropisie du placenta de celle du fœtus et fait trois groupes de ces anomalies : 1° hydropisie du placenta seul, qu'il dit être rare ; 2° celle du fœtus seul ; 3° enfin, celle du placenta et du fœtus. La discussion qu'il développe au sujet de l'œdème placentaire roule d'ailleurs autant sur le siège de la sérosité que sur son association avec l'œdème du fœtus.

C'est à Nyhoff et à Teuffel que l'on doit les considérations les plus intéressantes sur ce sujet, et, entre les deux auteurs, il y a eu peut-être moins une polémique qu'un point de vue différent de la question envisagé par chacun. Dans cette discussion, l'œdème placentaire isolé est évidemment à laisser de côté : contrairement à Klebs, Teuffel le croit assez fréquent et y voit l'expression de troubles d'intoxication générale.

Le cas rapporté par ce dernier auteur laisse beaucoup de probabilités à sa théorie d'un œdème placentaire primitif : l'intensité même des lésions placentaires, associées à une généralisation incomplète de l'œdème fœtal qui avait laissé aux membres leur finesse accoutumée, fait immédiatement supposer qu'il ne s'agit pas d'un processus parallèle ; et dès lors, du fœtus ou du placenta, il semble bien que ce soit par ce dernier qu'ait débuté l'infiltration. L'excès de tension intra-utérine et, plus tard, les contractions mêmes de l'utérus poussent cet œdème par les lymphatiques du cordon jusqu'aux espaces conjonctifs du corps du fœtus : que survienne alors une expulsion prématurée ou une simple rupture des membranes diminuant la tension intra-utérine, et l'œdème qui ne s'est pas encore généralisé reste incomplet.

Il serait téméraire de vouloir expliquer tous les œdèmes incomplets par ce mécanisme ; mais, ainsi que nous l'avons montré, cette théorie, pour réduites que soient ses applications, est peut-être à réserver aux cas d'œdème placentaire intense avec œdème fœtal incomplet.

Nyhoff ne se demande pas si l'œdème placentaire est ou non primitif ; il considère simplement comme impossible d'expliquer par des lésions fœtales l'œdème simultané du fœtus et du placenta, ce qui est peut-être à discuter.

En partant de son point de vue, les œdèmes du fœtus seul sont attribuables à une cause qu'il faut chercher dans le fœtus lui-même (endocardite, étroitesse du trou de Botal, absence du canal thoracique ; une part est à faire aussi aux maladies du sang, ou plus exactement à celles des organes hématopoiétiques) ; l'hydropisie associée du placenta et du fœtus doit être considérée comme une maladie de tout l'œuf.

Ces conclusions sont évidemment logiques et il faut certainement chercher dans le fœtus la cause d'un œdème qui n'est pas accompagné d'œdème placentaire ; mais bien des fois cette association existe, alors même que de simples troubles mécaniques dans la circulation fœtale sont à la base de l'infiltration. Du reste, pourquoi la stase veineuse produite alors chez le fœtus ne pourrait-elle pas retentir sur le placenta par l'intermédiaire de la veine ombilicale ; et s'il est vrai qu'un rétrécissement de celle-ci, comme l'indique Nyhoff lui-même, explique l'œdème placentaire isolé, il n'y a pas de raisons pour que des conditions circulatoires intra-fœtales défectueuses ne soient pas suivies de la même conséquence : l'œdème placentaire secondaire à l'œdème fœtal est parfaitement admissible.

A un autre point de vue, il ne nous a pas paru que l'œdème placentaire indiquât une action toxique provenant de l'organisme maternel et qui s'exercerait au travers du placenta, car il peut exister en dehors de cette influence.

En résumé, on doit se borner actuellement à reconnaître la fréquence de l'œdème du placenta associé à celui du fœtus, mais aucune conclusion formelle n'est à en tirer, ni pour en rechercher ses causes, ni pour expliquer ses effets : l'œdème du placenta n'indique pas qu'une cause maternelle est intervenue et qu'il est un intermédiaire entre elle et l'hydropisie fœtale ; il n'est que très rarement primitif, le plus souvent il est secondaire, et sa constatation ne paraît fournir en aucune façon des présomptions sur l'origine même de la maladie.

5° ŒDÈME DU FŒTUS ET HYDRAMNIOS

La tendance que l'on a à voir à l'hydramnios les mêmes causes qu'à l'infiltration du tissu cellulaire et aux épanchements dans les séreuses repose sur cette notion qu'elle peut être considérée comme une véritable ascite extrafœtale dans certains cas, par exemple quand il y a des lésions du foie.

Ainsi considérée, l'hydramnios est un fait banal, dont la nature est à rapprocher de l'ascite fœtale ; sans refaire son étiologie, il n'est pas indifférent de rappeler la théorie un peu spéciale d'Opitz. Cet auteur la croit due à l'action d'une substance toxique qui se trouve dans le fœtus, produit chez lui des altérations viscérales diverses, et favorise la transsudation séreuse, ou plus exactement lymphatique. Cette substance, éliminée par les reins, a été trouvée par Opitz dans le liquide amniotique et expérimentalement a provoqué chez le chien une augmentation notable de la sécrétion lymphatique. Elle rend le fœtus pléthorique et il serait donc possible de voir à la base de l'œdème du fœtus et de l'hydramnios l'action d'une cause commune, mais évidemment fœtale.

Dans les observations publiées par Opitz, il en est une particulièrement intéressante, et qui vient confirmer sa manière de voir : il s'agissait d'un œdème fœtal ayant évolué avec le syndrome clinique de l'hydramnios ; or, à la rupture des membranes, il ne s'écoula qu'une faible quantité de liquide amniotique. L'autopsie du fœtus, qui était très œdématié, montra une hypoplasie extraordinaire de tout l'appareil urinaire, si bien que, malgré la petite quantité de liquide amniotique, l'auteur interpréta ce fait comme étant un cas d'hydramnios : seulement, vu cette hypoplasie de la vessie et des reins, le liquide était resté à l'intérieur du fœtus et avait provoqué son hydropisie au lieu de former le liquide amniotique. D'ailleurs, cette atrophie rénale est à mettre sur le compte de cette même substance toxique dont l'effet hydropigène subsistait et qui avait dû longtemps auparavant agir sur les reins pour altérer leur capacité fonctionnelle.

L'explication est à retenir, car elle est ingénieuse; elle permet d'établir un rapport très étroit entre l'œdème fœtal et l'hydramnios et cette assimilation, car c'en est presque une, expliquerait leur fréquente association.

Il y a sans doute une part importante à faire aux conditions circulatoires qui permettent une transsudation au niveau des vaisseaux ombilicaux. Cette origine de l'hydramnios rentre dans un groupe de facteurs étiologiques connus, et il suffit de la rappeler ici.

6° ŒDÈME DU FŒTUS ET GROSSESSE GÉMELLAIRE

Lorsqu'un œdème généralisé du fœtus se voit au cours d'une grossesse gémellaire, il peut s'agir d'une gémellaire uni ou bivitelline.

Si l'on a affaire à une bivitelline, ce n'est pas évidemment dans des anomalies circulatoires au niveau du placenta que l'on cherchera la cause de l'œdème : seule une autopsie minutieuse aura des chances de l'établir et on la trouvera dans des conditions étiologiques très variées. Il faut remarquer seulement que pour attribuer l'œdème à une cause maternelle, il faut qu'il existe chez les deux jumeaux, tandis que l'infiltration localisée à un seul doit faire conclure à une cause individuelle, fœtale ou ovulaire, et éliminer l'action de l'organisme maternel ; les symptômes morbides notés chez la mère, s'il en existe, seront alors considérés comme nécessairement secondaires à la maladie du fœtus.

Nous avons suffisamment insisté sur l'importance et le rôle des anastomoses vasculaires du placenta, dans les grossesses univitellines, pour n'avoir pas à y revenir. Disons seulement que ce sont là les cas les plus fréquents d'œdème du fœtus au cours de grossesses gémellaires, et que la règle est de voir l'œdème survenir chez le fœtus qui correspond à l'œuf hydramniotique. Bar est le seul auteur, que nous connaissions, à l'avoir signalé chez le jumeau oligo-amniotique, et nous rapportons deux de ses observations.

La première est relative à une gémellaire univitelline où l'inégalité des champs placentaires pour chaque fœtus et les anastomoses profondes artério-veineuses étaient très visibles. Le gros fœtus était dans un œuf hydramniotique, il avait un gros cœur, du fait de l'asymétrie des anastomoses, et de ce fait aussi, son placenta s'était œdématié. Le petit fœtus, lui, était œdématié : on lui trouva un foie petit, cirrhotique. D'après Bar, cette cirrhose avait une origine toxique, due à ce que le petit fœtus ne recevait guère que du sang noir, vicié par conséquent : ces lésions viscérales, associées peut-être à des altérations du sang, encore mal connues, expliquaient son état pathologique.

Malgré la fréquence des altérations hépatiques que Bar dit avoir observées souvent chez le petit fœtus dans ces cas, c'est à une autre pathogénie qu'il attribue les particularités d'une seconde observation. Ici encore, une grossesse gémellaire univitelline avait évolué avec le syndrome de l'hydramnios aiguë, et on avait dû, vers le quatrième mois de grossesse, pratiquer une ponction qui fut faite par voie abdominale et qui retira 10 litres de liquide. La grossesse continua, mais quarante-trois jours plus tard l'hydramnios avait reparu : une nouvelle ponction fut faite (7 litres de liquide), toujours par voie abdominale, mais cette fois le travail suivit l'évacuation : or, chose curieuse, l'enfant de l'œuf hydramniotique était maigre, pâle, vivant, il est vrai ; celui de l'œuf oligo-amniotique, qui naquit le second, était mort et œdématié, et son placenta était également œdématié. Le délivre présentait plusieurs anastomoses profondes.

L'auteur pense que, par suite de la décompression rapide à laquelle le fœtus polyhydramniotique a été soumis au moment de la première ponction, son cœur a battu avec plus de force, l'ondée sanguine s'est avancée avec plus d'énergie vers le placenta, et les anastomoses profondes qui allaient de ce fœtus vers l'autre ont pris soudainement plus d'importance : le fœtus transfuseur est devenu brusquement transfusé, apoplectique, et mort.

Nous avons jugé utile d'exposer ici, en détail, ces deux observations, parce qu'elles sont intéressantes, mais il a paru bon de les mettre ainsi un peu à part, parce qu'elles sont paradoxales : nous y voyons, en effet, ce fait singulier de l'œdème survenant chez le plus petit des fœtus, et cet œdème a dans un cas une cause toxique, dans l'autre, une cause mécanique. Tout en respectant les conclusions de l'auteur, on peut faire remarquer, pour ce second cas, que si vraiment le transfuseur est devenu transfusé, ce n'est pas dans sa cavité amniotique qu'auraient dû s'accumuler les 7 litres de liquide qui s'y produisirent dans l'intervalle des deux ponctions, mais bien dans celle du fœtus que la transfusion rendait œdématié. Un autre point également assez surprenant est de voir l'œdème placentaire se produire dans le premier cas du côté du fœtus qui n'est pas infiltré, alors qu'au fœtus œdématié correspond une portion du placenta qui ne l'est pas. Dans le deuxième cas, l'œdème existe bien du même côté, dans le placenta et dans le fœtus, mais c'est celui de l'œuf oligo-amniotique ; et on se demande quelle condition pathogénique était à la base de l'hydramnios de l'autre œuf.

§ III. — CONCLUSIONS

Une étude du genre de celle que nous avons tentée est un peu une revue générale : il y avait donc avantage à l'établir sur le plus grand nombre possible de faits connus, mais s'il est difficile de réunir des documents, il l'est bien davantage de les utiliser.

Nous avons pensé, à ce propos, qu'il valait mieux laisser complètement à part, ou donner beaucoup moins d'importance que certains ne l'ont fait, à plusieurs points de vue de la question, de manière à ne pas surcharger un exposé déjà si complexe ; entre le souci d'apporter dans la discussion une documentation suffisante et le danger d'être trop complet, nous avons essayé de garder un juste milieu. Qu'on nous pardonne si, malgré tout, nous avons, par certains côtés, manqué de clarté ou de précision.

La difficulté d'interprétation des observations les meilleures oblige à beaucoup de prudence dans les conclusions qu'on en peut tirer, et nous avons assez montré combien il fallait être éclectique dans l'appréciation des théories pathogéniques : il est à peine besoin de signaler l'insuffisance de leurs données, quelques-unes sont tout au plus applicables à des cas particuliers. Aussi faut-il, au moment de conclure, nous contenter de propositions bien vagues, et celle par laquelle Ballantyne terminait un de ses articles nous plaît assez : « Bien qu'il y ait quelquefois, dit cet auteur, à la base de l'anasarque une cause fœtale proprement dite, elle paraît dû, dans la plupart des cas, à l'enchaînement de plusieurs facteurs, dont le premier est une maladie maternelle, le dernier terme, un état anormal du sang du fœtus, et comme intermédiaire, une lésion de la muqueuse utérine et du placenta. » A quelques mots près, cette phrase synthétise, en quelques lignes, toute la discussion : peut-être ne tient-elle pas assez compte du rôle d'autres lésions fœtales, qui nous ont paru plus importantes et donne-t-elle aussi trop de prépondérance à l'action de l'organisme maternel. Depuis le moment où Ballantyne l'écrivait, sous l'impression de l'état anémique des viscères qu'il avait souvent constaté au seul examen macroscopique, la place faite chaque jour plus grande à l'état du sang, dans la séméiologie, n'a pas empêché de reconnaître d'autres altérations pour expliquer les cas signalés; mais ces réserves faites, on peut en conserver la forme générale, sans risquer de tomber dans l'erreur, jusqu'à ce qu'une connaissance plus approfondie des faits permette de les rattacher à des conditions étiologiques plus précises.

OBSERVATIONS

Nous publions ici, résumées pour la plupart, les observations qui nous ont servi à exécuter ce travail, et qui sont, comme on pourra le voir, loin d'avoir toutes la même valeur.

A moins de suivre un ordre alphabétique ou chronologique, on éprouve beaucoup de difficulté à classer ces observations : la meilleure classification serait peut-être une classification pathogénique, mais elle est impossible à réaliser, et s'en tenir seulement aux grandes lignes (œdèmes de cause mécanique ou toxique) serait insuffisant.

Grouper les faits d'après les lésions qu'ils présentent est la première idée qui vient à l'esprit ; en classant les observations par organes, on est amené à rapprocher des lésions très dissemblables et on ne sait où placer les cas où plusieurs organes sont atteints. Aussi, bien qu'il ne soit pas à l'abri de toute critique, nous a-t-il paru préférable de suivre l'ordre indiqué à la fin de l'étude anatomo-pathologique.

Nous placerons d'abord en premier lieu les cas avec lésions notées chez le fœtus, celles-ci étant divisées en trois catégories : lésions d'ordre néoplasique, anomalies de développement, lésions inflammatoires ou dyscrasiques, chacune d'elles avec les divisions qu'elle comporte.

En second lieu, viennent les observations où les principales lésions ont été notées au niveau du placenta ou du cordon, abstraction faite de toute idée pathogénique.

Après avoir fait cette division, il reste encore une vingtaine d'observations où l'autopsie n'a pas été faite, ou n'a pas donné de renseignements suffisamment précis pour les faire rentrer dans les groupes précités. Malgré l'interprétation étiologique que l'auteur a quelquefois émise, et que nous reproduisons alors, nous avons dû faire un dernier groupe de ces observations qui sont placées par ordre chronologique.

I. — LÉSIONS DU FOETUS

1re Catégorie. — Lésions d'ordre néoplasique.

Observation I

Nyhoff, Pathologie de l'hydropisie généralisée du fœtus (*Centralblatt für Gyn.*, 1911).

Fille mort-née. Mère primipare, dont la grossesse a évolué sans incidents, pas d'œdèmes.

Accouchement prématuré à sept mois, peu de liquide amniotique. Présentation du siège.

Extraction arrêtée par une légère dystocie du tronc, terminée par l'abaissement des bras et un Mauriceau facile.

Poids, 2.020 grammes. Longueur, 40 centimètres.

Anasarque régulièrement répartie, à la tête, au tronc et aux membres.

Pas d'hydrothorax, ni d'ascite.

Cœur normal, 10 grammes. Poumons non déplissés, 11 grammes. Rate, 4 gr. 5.

Dans la cavité abdominale, tumeur du volume du poing, constituée par un sarcome formé aux dépens de l'intestin, du pancréas et du rein ou de la surrénale.

Le rein opposé est normal et pèse 3 grammes.

Foie et vésicule normaux.

Placenta œdématié, friable.

Poids, 920 grammes, sans compter 60 grammes de sérosité qui s'en est écoulée. Cordon épaissi.

Observation II

Guéniot, Dégénérescence kystique des reins chez un fœtus hydropique de huit mois. — Cas grave de dystocie (*Bulletin de l'Académie de Médecine de Paris*, 1890).

Secundipare de vingt-trois ans. Premier accouchement normal. Deuxième grossesse normale.

Accouchement spontané à huit mois. Utérus tendu, volumineux. Œdème sus-pubien.

Pas d'albumine.

Dystocie par excès de volume du tronc.

Œdème énorme de la tête et des bras, qui sont expulsés spontanément. L'enfant fait à ce moment quelques mouvements respiratoires et meurt.

Ponction de l'abdomen supposé ascitique : issue de 60 grammes de liquide citrin ; on est obligé de faire l'éviscération qui permet d'enlever une tumeur abdominale par fragments. Extraction désormais possible.

Délivrance artificielle. Placenta gros, infiltré, 1.075 grammes. Cordon gros, œdémateux.

Autopsie du fœtus. — Enfant du sexe masculin. Œdème généralisé et gros abdomen.

Poids, 3.490 grammes.

Reins énormes et étendus des hypocondres aux crêtes iliaques. Intestin rétracté, de calibre réduit de moitié. Le rein droit a été dilacéré par l'éviscération. Celui de gauche est intact, il mesure 12 centimètres de long sur 9 de large et 4 d'épaisseur.

Le poids est de 360 grammes ; les débris du rein droit pèsent

280 grammes (soit en moyenne seize fois le poids d'un rein normal à huit mois).

Le rein gauche présente un sillon transversal le divisant en deux lobes entre lesquels se trouve le hile.

Ces deux lobes sont lisses, gris rosé, friables, mais assez fermes, fluctuants par places. Décortication difficile. Capsule épaisse, blanchâtre.

A la coupe, on ne reconnaît ni substance corticale ni substance médullaire. Surface de coupe pâle, grisâtre, transparente. Sur toute son étendue se voient des vésicules arrondies, à parois minces, les plus grosses, des dimensions d'une lentille. Entre les kystes, travées fibreuses isolables les unes des autres. Leur contenu est un liquide clair, sans odeur. Pas trace visible de substance rénale. Toute vascularisation semble avoir disparu.

Calices et bassinets normaux et perméables.

Uretère étroit, perméable.

Vessie vide. Urètre normal. Pas d'obstruction.

Testicules normaux. Plexus spermatiques variqueux.

Vaisseaux rénaux petits, atrophiés; ganglions sans altérations.

Surrénales déchirées, 1 gr. 50 chacun.

Rate refoulée et aplatie.

Foie et pancréas œdémateux.

Cœur : hypertrophie du ventricule gauche. Dilatation des cavités ventriculaires. Valvules saines.

Cerveau œdématié, hémorragie méningée légère à droite.

Examen histologique des reins. — Kystes contenus dans un stroma conjonctif muqueux très vasculaire et formés aux dépens des tubes excréteurs du rein non encore contournés, pour quelques-uns ; pour les autres, aux dépens des capsules du glomérule. Dans le premier cas, un tube s'abouche dans une cavité kystique; dans le second, le bouquet vasculaire du glomérule fait saillie dans la cavité du kyste. L'épithélium du kyste est formé d'une couche unique de cellules aplaties.

Tubes excréteurs normaux ; quelques-uns sont dilatés.

En aucun point on ne voit de bourgeons épithéliaux pénétrer dans le tissu conjonctif, comme on le voit dans les dégénérescences kystiques de l'adulte.

Observation III

Bourret et Lathoud, Cas d'œdème généralisé du fœtus coexistant avec une maladie polykystique des reins et du foie (*Bulletin de la Société d'Obst. de Paris*, mars 1912).

Primipare de vingt-trois ans. Au moment du travail, qui se déclare trois semaines avant la date prévue, la malade présentait un érysipèle de la face qui évoluait depuis la veille et disparut dans les trois jours qui suivirent l'accouchement, sans incident et sans complications.

Albuminurie. Pas d'œdème des membres inférieurs.

Accouchement spontané en présentation du sommet. Poche des eaux saillante, rompue artificiellement en raison d'une inertie légère. 800 à 1.000 grammes de liquide amniotique. Expulsion normale.

Délivrance spontanée un quart d'heure après.

Placenta normal, 720 grammes, non œdémateux.

Naissance d'un enfant très œdématié.

L'aspect est hideux ; la tête allongée avec, à sa partie postéro-supérieure, une bosse volumineuse, molle, qui n'est pas une bosse séro-sanguine et existait avant la rupture des membranes.

Face œdématiée. La face interne des joues bombe dans la gauche sans former de masses gélatineuses saillantes. Langue large, repliée en forme de gouttière longitudinale.

Tuméfaction au niveau des deux loges sous-maxillaires, d'où pendent deux poches volumineuses, l'une de 15 centimètres, dépassant le moignon de l'épaule du même côté.

Abdomen énorme, étalé, pas d'ascite.

Cet aspect est dû uniquement à l'œdème sous-cutané ; cet œdème envahit la région hypogastrique, infiltre le scrotum, la verge, comme dans les grands œdèmes brightiques.

Les membres supérieurs sont distendus par un œdème abondant. Les genoux et les pieds ressemblent à des moignons informes ; les doigts disparaissent sous l'enflure.

Poids de l'enfant, 4.230 grammes.

L'enfant, qui était vivant à la naissance et dont on avait, pendant le travail, suivi les bruits du cœur qui étaient normaux, a vécu sept jours avec cet œdème qui l'empêchait complètement de prendre le sein les premiers jours. Cet œdème diminua un peu, mais, quoique atténué, demeurait très abondant. L'enfant mourut le septième jour, sans avoir présenté rien de spécial, en dehors d'une albuminurie considérable.

Autopsie de l'enfant. — Aucun épanchement dans les séreuses.

Pas d'ascite. Rien dans les plèvres ni le péricarde.

Cœur et poumons normaux. Thymus normal.

Capsule surrénale droite un peu grosse, sans altérations à l'examen microscopique.

Foie .— Enorme, bosselé, congestionné.

Sur le bord droit de sa face antéro-supérieure, petite surélévation kystique.

A la coupe : Tissu congestionné, traversé par endroits par des travées d'un tissu à l'aspect fibreux paraissant limiter de petites cavités.

Au microscope : Sclérose marquée des espaces portes, présence de cavités kystiques en petit nombre et toutes localisées au voisinage de la région occupée par le kyste visible à l'examen macroscopique et signalée plus haut.

Ces cavités kystiques sont toutes tapissées par un épithélium cylindrique plus ou moins haut, mais toujours très net et à une seule rangée de cellules. Cet épithélium repose sur une bande de tissu conjonctif scléreux. En dehors des kystes des espaces portes, les cellules hépatiques ne sont pas altérées.

Reins. — A l'examen macroscopique : Aucune formation anormale, pas plus à la surface de l'organe que sur la coupe du parenchyme.

Au microscope : On peut déceler l'existence d'un assez grand nombre de cavités kystiques plus ou moins volumineuses, toutes tapissées par un épithélium à une seule rangée de cellules.

En certains points des portions respectées, existe, en outre, une dilatation très nette des tubes contournés. En aucun point on n'a trouvé de sclérose ni d'inflammation.

L'ensemble des lésions localisées au foie et au rein montre qu'il s'agit d'une maladie polykystique.

2e Catégorie. — Anomalies de développement.

A. — APPAREIL CIRCULATOIRE

a) Lésions cardiaques.

Observation IV

Lawson Tait, Cas d'œdème généralisé du fœtus *(Obstetrical Transactions*, 1875).

Mère, trente-six ans, VII pare. Pendant les derniers temps de la grossesse l'abdomen était plus volumineux que pour les grossesses précédentes. Hydramnios. Accouchement prématuré, spontané, à sept mois. A la rupture des membranes, il s'écoule une grande quantité de liquide amniotique. On eut quelque peine à reconnaître la présentation qu'on crut être un siège, erreur qu'expliqua les considérations qui suivent : l'enfant fit, à la naissance, quelques efforts respiratoires et mourut.

Pas d'albuminurie chez la mère. Le fœtus présentait un aspect curieux et avait une peau si ténue qu'il n'était pas possible de plier les jambes sans risquer de les déchirer. Il paraissait assez volumineux et du poids d'un enfant à terme. L'infiltration du cuir chevelu était telle, qu'on ne pouvait sentir les os. Les yeux, les oreilles, les lèvres étaient œdématiés au point d'être méconnaissables.

Abdomen distendu par une grande quantité de liquide riche en albumine. Pas trace de péritonite ni d'inflammation des séreuses. Plèvres, péricarde remplis de liquide. Hydrocèle double ne communiquant pas avec le péritoine. Petite quantité d'urine dans la vessie ne renfermant pas d'albumine.

Le cerveau n'est pas œdématié, pas de liquide en quantité appréciable dans les ventricules. Le tissu sous-cutané et les muscles sont, dans l'ensemble, très œdématiés. Le foie et les reins, qui étaient les organes dont on pouvait penser que l'examen fournirait la cause de l'œdème, furent examinés avec soin, mais ne montrèrent aucune modification pathologique.

Poumons : Expansion incomplète du poumon droit, nulle pour le poumon gauche.

Cœur : Il n'y a pas d'ouverture directe entre les deux oreillettes par le trou de Botal. Le repli en est développé au point que, quand on considère la paroi de l'oreillette droite, il forme une paroi complète au trou de Botal et donne un aspect analogue à la forme ovale d'un cœur d'adulte. Mais l'occlusion est incomplète : il existe une communication au niveau du bord supérieur et antérieur ; la cloison interventriculaire est complète. Le canal artériel est aussi développé que le tronc principal de l'artère pulmonaire.

Cette disposition du foramen ovale est fréquente et se trouve réalisée à ce degré dans des cœurs d'enfant, dans les premières années, et chez qui il n'y a aucun symptôme de mélange du sang des oreillettes.

Placenta volumineux, œdématié. L'injection ne montre pas d'anomalies. La cause de l'œdème paraît donc être dans l'occlusion prématurée du trou de Botal. Ainsi s'explique la formation de l'hydramnios produisant l'accouchement prématuré. L'œdème généralisé est le fait de la distension du système veineux.

Quant à la cause même de l'occlusion prématurée du trou de Botal, il n'y a guère de chances qu'on la trouve jamais.

Observation V

Lepage, Ponction de l'utérus par la paroi abdominale dans l'hydramnios (*Annales de Gynécologie*, 1888).

Grossesse gémellaire. Hydramnios de l'un des œufs. Diagnostic impossible de la gémellaire avant la ponction. Evacuation de 10 litres de liquide. Accouchement prématuré.

Mère, trente-quatre ans, V pare. Quatre grossesses normales antérieures.

Au troisième mois de la cinquième grossesse, augmentation brusque de volume du ventre. Douleurs dans les flancs. Dysurie. Constipation. Gêne respiratoire. Ces symptômes évoluent avec une progression croissante jusqu'au cinquième mois.

A ce moment, signes cliniques d'hydramnios, pas de parties fœtales perçues. Les douleurs, très violentes, font poser l'indication d'intervention..

Ponction par l'abdomen, qui évacue 5 litres de liquide. A ce moment, la palpation permet de reconnaître une grossesse gémellaire. Vingt jours plus tard, accouchement prématuré (à six mois).

Expulsion d'un premier fœtus en présentation du siège : il est ascitique et œdématié (1.450 grammes). Demi-heure après, expulsion d'un second fœtus macéré du poids de 1 000 grammes.

Délivrance spontanée. Placenta volumineux, unique. Cloison à quatre membranes entre les œufs.

Autopsie du premier fœtus. — Œdème généralisé, ascite hydropéricarde.

L'œdème du tissu cellulaire est très accusé et il s'écoule une grande quantité de sérosité à l'incision de la peau.

Dans l'abdomen, 150 grammes d'ascite citrine. Pas de péritonite. Tube digestif sain. Foie normal. Rate petite, normale.

Capsules surrénales à contenu liquide Reins normaux. Décortication facile, surface pâle ; à la coupe, congestion de la substance corticale. Pyramides de teinte jaune verdâtre. Substance corticale ramollie. Dans les colonnes de Bertin, elle est altérée au point qu'on ne peut reconnaître sa structure ordinaire. Bassinet vide.

Poumons vides d'air.

Péricarde distendu par un épanchement, pas d'ecchymoses à sa surface.

Cœur sain. Valvules normales. Trou de Botal complètement obturé. Thymus petit.

Cerveau sain, très mou.

Lepage, dans cet article, s'intéresse uniquement à l'hydramnios et à la ponction abdominale de l'utérus; il ne fait aucune considération sur l'œdème du fœtus, et l'oblitération complète du trou de Botal qu'il signale ne l'a pas arrêté davantage.

Observation VI

Ribemont, Hydramnios. Accouchement prématuré spontané à sept mois et trois semaines. Enfant mort pendant le travail, anasarque fœtale et phlyctènes volumineuses (*Annales de Gynécologie*, 1889).

Mère bien portante, bien constituée, réglée depuis quinze ans, menstruation régulière. Mari bien portant.

Première grossesse à vingt et un ans; enfant vivant.

Deuxième grossesse : début, fin avril 1886; grossesse normale.

Douleurs le 23 décembre 1886.

Utérus aussi gros qu'à terme : flot net. Nécessité de déprimer fortement la paroi pour arriver sur le fœtus dont la tête est dans la fosse iliaque gauche, le siège au fond de l'utérus, à droite. Bruits du cœur difficilement perçus, normaux de fréquence et d'intensité.

Toucher : Col ouvert à 5 francs; poche des eaux piriforme remplissant le vagin en partie.

On fait le diagnostic d'hydramnios avec probablement enfant et placenta volumineux.

Marche régulière du travail. Rupture spontanée des membranes au moment où la dilatation atteint une paume de main : il s'écoule au moins 1.800 grammes de liquide amniotique lactescent. On reconnaît alors une présentation du sommet qui se fixe et s'oriente en occipito-postérieure. On trouve en explorant cette tête que le doigt laisse partout une empreinte profonde, le tissu cellulaire sous-cutané étant infiltré d'une grande quantité de liquide : on fait le diagnostic d'anasarque fœtale.

La rotation se fait spontanément en même temps que la descente. Les bruits du cœur à partir de ce moment s'affaiblissent et disparaissent : le diagnostic posé fait s'abstenir de toute intervention.

Expulsion spontanée. Délivrance spontanée dix minutes après.

Examen de l'enfant. — Il existe sur tout le corps un œdème sous-cutané considérable. La pression du doigt détermine un godet de 2 centimètres au niveau du siège. Peau blanche, cireuse.

Epiderme soulevé par places; derme à nu aux épaules, au thorax, au cou, aux fosses iliaques et sur la verge, avec sur ces divers points des phlyctènes volumineuses contenant un liquide citrin très fluide.

Cuir chevelu très infiltré, rendant difficile la recherche des fontanelles.

Fœtus couché en arc sur le côté gauche sans que l'examen de la colonne vertébrale permette de trouver la cause de cette inflexion.

Pieds et mains bots.

Examen du système nerveux négatif.

Poumons normaux, légèrement œdématiés.

Un peu de liquide dans le péricarde.

Cœur normal : Trou de Botal presque oblitéré.

Vaisseaux de la base du cœur normaux.

Grande quantité de liquide jaune clair dans l'abdomen.

Vessie normale.

Foie volumineux, rouge. Circulation porte normale.

Rate normale.

Rien au tube digestif.

Reins blanchâtres, volumineux et mous. Capsule non adhérente.

Surrénales normales.

Uretères sains.

Placenta et membranes friables, un peu infiltrés.

Poids : 770 grammes.

Cordon court, 30 centimètres, grêle, sans altérations.

Observation VII

LUDWIG, Hydropisie généralisée du fœtus *(Correspondenz Blatt für schweizer Aertze*, 1912).

Mère, trente-deux ans, II pare.

Première grossesse normale.

Deuxième grossesse actuelle. Date inconnue du début. Bon état général pendant les premiers mois, puis apparition de douleurs abdominales, de dyspnée, d'œdème des membres inférieurs. Augmentation considérable et rapide du volume de l'abdomen ; utérus distendu, douloureux à la pression, pas d'ascite, pas d'albuminurie.

On décide d'interrompre la grossesse, mais le travail se déclare spontanément.

Accouchement spontané. Grande quantité de liquide à la rupture des membranes et après la sortie du fœtus qui meurt en trois quarts d'heure.

Disparition rapide des œdèmes. Suites de couches compliquées d'une phlébite gauche. Involution utérine normale.

Autopsie. — Poids de l'enfant : 2.050 grammes. Sous le cuir chevelu, 100 centimètres cubes de liquide clair mêlé à du sang coagulé. Œdème généralisé très marqué au visage et aux organes génitaux ; doigts distendus, ou informe. Cordon œdématié à un degré extrême. Vaisseaux ombilicaux perméables.

Abdomen : Ascite, 100 centimètres cubes. Organes génitaux féminins normaux.

Thymus petit.

Poumons libres, baignant dans un hydrothorax de 30 centimètres cubes.

Péricarde : Epanchement réduit à quelques gouttes.

Cœur : 50 grammes, 4 cm. 5 de longueur sur 3 centimètres de large. Péricarde lisse, brillant ; pointe bien formée. Circonférence de l'orifice mitral : 2 cm. 5 à la base ; grande valve de la mitrale très raccourcie, se soudant de chaque côté à la petite valve, de manière à s'en rapprocher à 3 ou 4 millimètres. Circonférence de la valvule : 16 millimètres au bord libre. Circonférence de l'orifice aortique : 12 millimètres ; valvules aortiques dures.

Sinus de Valsalva normaux ainsi que les orifices coronaires.

Endocarde du cœur gauche normal. Quelques nodules punctiformes sur la tricuspide. Valvules pulmonaires souples. Trou de Botal ouvert. Myocarde rose pâle, transparent.

Rate : 6 grammes.

Surrénales volumineuses, couche corticale épaisse.

Reins : 11 grammes. Surface lisse. Substance corticale pâle.

Foie : 70 grammes. Surface lisse.

Pancréas normal. Ganglions mésentériques petits.

Examens microscopiques. — Reins : Glomérules complètement formés dans les couches les plus profondes de la substance corticale. Gouttelettes graisseuses dans les cellules de l'épithélium des tubuli. Pas de desquamation des cellules dans la lumière des tubes, pas de cylindres, pas de prolifération du tissu conjonctif ni d'infiltration lymphocytaire.

Surrénales : Pas d'inflammation ni de prolifération du tissu conjonctif. Cellules de la couche corticale bien limitées. Protoplasma clair, sans vacuoles.

Ganglions lymphatiques normaux.

En résumé, l'endocardite et la sténose mitrale sont le point saillant ; mais il n'y a aucune trace de stase ni de congestion circulatoire et la cause de l'œdème n'apparaît pas nettement.

Observation VIII

Nieberding, Pathogénie de l'hydramnios (*Archiv für Gynæk.*, v. XX).

Femme de trente-deux ans, II pare. Grossesse antérieure normale. Elle se présente à l'hôpital pour une hémorragie.

Abdomen distendu et utérus plus gros que l'âge de la grossesse. Fœtus en présentation du sommet, vivant, très mobile dans une grande quantité de liquide.

Œdème des jambes et de la vulve dont chaque lèvre atteint la dimension de *trois poings d'homme* (sic).

Accouchement prématuré provoqué.

Col perméable à deux doigts ; rupture des membranes laissant sortir une masse colossale de liquide mêlé à du sang.

Expulsion spontanée d'un fœtus œdématié.

Suites : Hémorragies tardives par rétention placentaire ayant nécessité un curettage.

Autopsie. — Enfant du sexe féminin. Bien conformée, correspondant au développement d'une grossesse de sept mois.

Cœur gros avec hypertrophie de sa moitié gauche, myocarde normal.

Oblitération du trou de Botal dont la lumière est tapissée par des masses qui, en coupes sériées, apparaissent comme une excroissance de la paroi musculaire et de l'endothélium qui en réduit les dimensions.

Aorte et artère pulmonaire saines.

Poumons un peu infiltrés de sang.

Foie gros : infiltration de globules rouges et de globules blancs.

Reins : Glomérules remplis de globules sanguins. Infiltration du parenchyme.

Vessie distendue. Urètre perméable.

Placenta présentant des formations kystiques allant de la grosseur d'une lentille à celle d'un œuf de poule. Poids : 850 grammes.

Cordon inséré au bord.

Au microscope : Les formations kystiques sont contiguës aux vaisseaux qui sont en rapport intime avec leurs parois.

Les coupes sériées montrent une oblitération de l'artère en amont de son insertion au kyste et la veine est très distendue, entourant l'artère d'un demi-cercle.

b) *Absence du canal thoracique.*

Observation IX

A. Smith, Œdème du fœtus (*Lancet*, 1899).

L'auteur considère le cas d'œdème du fœtus qu'il présente comme un œdème lymphatique généralisé, dû à l'absence du canal thoracique et des glandes mésentériques que le professeur Birminghan a mise en évidence après un examen soigneux. Semblable anomalie n'a pas été encore observée dans l'espèce humaine. Le professeur Birminghan dit qu'avant d'avoir vu ce cas il n'avait jamais eu connaissance de pareille absence du canal thoracique. Chez le fœtus normal, il trouve le canal thoracique sans aucune difficulté. Chez ce fœtus œdématisé, les plèvres étaient si transparentes que le sympathique et son ganglion cardiaque, l'aorte, la colonne vertébrale pouvaient être vus à travers. Avant qu'on ait touché aux plèvres, on ne voyait pas le canal thoracique à sa place habituelle. Ni en arrière de l'œsophage ni dans l'abdomen, on ne trouvait trace de voies lymphatiques. On ne voyait pas de ganglions mésentériques comme dans le fœtus normal.

L'auteur croit que c'est là le premier cas d'absence du canal thoracique signalé dans l'œdème du fœtus.

B. — CAGE THORACIQUE ET ABDOMEN

(Hernies diaphragmatiques, hernies ombilicales).

Observation X

Behm, Œdème généralisé du fœtus. — Spina-bifida antérieur et postérieur. — Malformation vertébrale. — Hernie diaphragmatique (*Zeitschrift für Geburt. und Gynæk.*, 1883).

Fœtus présentant un spina-bifida très accusé et une colonne vertébrale remarquablement courte et lordotique : en raison de cette déformation, le cuir chevelu allait jusqu'à toucher la crête iliaque.

Fort œdème des téguments, surtout prononcé au cou.

L'accouchement avait été assez facile ; la tête s'était dégagée spontanément ; l'extraction fut aidée par des tractions ; au moment du dégagement du tronc suivait une crise éclamptique.

Dans les antécédents, la syphilis est hors de cause ; pas trace de néphrite maternelle.

Autopsie du fœtus. — Colonne lombaire normale, lordotique. Colonne dorsale présentant une torsion complète. La tête est inclinée en arrière de telle sorte qu'elle venait au contact du dos, la nuque près du bassin.

Spina-bifida antérieur, constaté après diminution de la muqueuse pharyngée. Les premières côtes prennent naissance à la hauteur de la colonne cervicale.

La cause de l'hydropisie est trouvée dans une hernie diaphragmatique qui comprimait la veine cave inférieure et un peu également la supérieure. A travers cette hernie, l'estomac, le pancréas et l'intestin avaient passé dans le médiastin postérieur de telle sorte que la plèvre costale était refoulée par ces organes contre le poumon.

La compression de la veine cave inférieure était faite par l'estomac, la tête du pancréas et une partie du foie : ce vaisseau apparaissait au-dessus de la compression comme un ruban aplati tandis qu'au-dessous il était gonflé de sang.

La veine cave supérieure était surtout comprimée par le poumon droit repoussé en avant.

La rate se trouvait placée derrière la plèvre costale.

Dans l'abdomen, il ne restait plus qu'une partie du foie, les reins et les organes du petit bassin.

D'après l'auteur, la malformation vertébrale est primitive ; c'est à la suite de son raccourcissement dû au spina-bifida et à la lordose lombaire que les cavités thoraciques et abdominales se sont trouvées modifiées dans leurs dimensions et qu'a pu se créer la hernie diaphragmatique. Le développement progressif du foie a augmenté encore la compression de la veine cave.

Observation XI

Otto Fischer, Contribution à l'étude étiologique de l'hydropisi totale du fœtus *(Zeitschrift für Geburt.*, v. XLIX).

Mère trente et un ans, II pare. Aucun antécédent pathologique Pas de tuberculose, pas d'albuminurie. Pas de syphilis. Was sermann négatif. Pas de syphilis paternelle.

Avortement à cinq mois d'un fœtus non macéré, du poids d 600 grammes, qui présente un gros œdème généralisé ainsi qu'un volumineuse hernie ombilicale. L'infiltration porte surtout su la tête et la partie supérieure du dos.

A l'autopsie, on reconnaît une malformation de la plèvr droite mais les autres organes ne présentent aucune lésio histologique.

La hernie contient une partie des anses intestinales et du foi formant ensemble une masse considérable entourée de tiss conjonctif.

L'examen au microscope de coupes transversales faites a niveau de cette hernie ombilicale a montré que, près de l'extré mité du sac, une anse intestinale était adhérente et qu'elle pré sentait une congestion marquée des capillaires et des veines ainsi qu'une infiltration nette de petites cellules. Par places cette congestion a détaché l'épithélium intestinal et une hémor ragie s'est produite à l'intérieur de la lumière de l'intestin. A niveau des régions périphériques de la coupe on trouve un tiss conjonctif dont les éléments sont séparés par de l'œdème. C tissu semble être une partie de celui du cordon et présente u début de nécrose non douteux. Le processus de nécrose attein aussi la gélatine de Wharton.

Les reins ne présentent pas trace de néphrite. Le sang d fœtus examiné est normal. On ne trouve aucune lésion pouvan faire penser à la syphilis.

Placenta, 500 grammes, hypertrophié et œdématié. Cordo extrêmement court, dont les vaisseaux pénètrent au centre d la tumeur ombilicale.

L'auteur exprime son opinion que l'œdème est vraisemblable ment d'origine mécanique et attribuable à un trouble portan sur la circulation du fœtus, au niveau du point où les vaisseau ombilicaux, franchissent la hernie. Cet obstacle mécanique était sans doute aggravé du fait de la brièveté anormale du cordon. L'œdème devait exister avant l'accouchement. Il s'est probablement accru et généralisé au moment des premières contractions utérines.

C. — APPAREIL URINAIRE

a) *Reins (Hypoplasie des reins).*

Observation XII

Opitz, Fœtus hydropique (*Cntralb. für Gyn.*, 1902 et *Zeitchrift für Geburt.*, 1902).

Mère, trente-deux ans, XII pare, envoyée à l'hôpital pour un accouchement prématuré artificiel à la fin du huitième mois.

Gros œdème du tronc et des jambes. Albuminurie abondante. Amaurose, rien au fond de l'œil.

Fond utérin à l'angle des côtes. Utérus gros, pas de parties fœtales ni de bruits du cœur perçus. Diagnostic : Hydramnios, hydropisie fœtale probable. Ponction de la poche pour accélérer le travail, il s'écoule peu de liquide, verdâtre, à l'encontre de ce qu'on attendait; on pense tout de même qu'il y a de l'hydramnios, mais que la tête empêche la sortie du liquide : on repousse la tête en haut, mais sans résultat.

L'engagement ne se faisant pas, on pratique une cranioclasie : la tête est extraite en plusieurs morceaux successifs. L'extraction du tronc est difficile, la saisie des bras très pénible, on doit exercer sur eux de violentes tractions qui arrachent la peau et les parties molles qui glissent sur l'os; le bras est disloqué par les tractions.

On ouvre le thorax : une certaine quantité de liquide s'en écoule. On applique le cranioclaste sur la colonne vertébrale, mais malgré les tractions le fœtus ne descend pas; ce n'est que lorsqu'on eut éviscéré les organes à travers le diaphragme qu'on put extraire le fœtus : ils s'écoula plusieurs litres d'ascite.

Après l'extraction, l'utérus reste volumineux au point qu'on pense à une grosseur gémellaire, mais l'examen est négatif et l'utérus est seulement rempli par un énorme placenta qui pèse 2.280 grammes.

Suites normales pour la mère. L'albuminurie disparut rapidement ainsi que l'amaurose, et l'état général redevint rapidement satisfaisant.

Le fœtus présente un œdème des jambes colossal. Les reins sont remarquablement petits, la vessie est minuscule. Tout l'appareil urinaire est le siège d'une hypoplasie singulière, qui est à rapprocher de la minime quantité du liquide amniotique. En somme, la maladie hydropique de l'œuf avait revêtu le masque de l'hydramnios, bien que le liquide n'ait pas traversé les reins et soit resté dans le corps du fœtus.

b) Vessie. — Urètre.

Observation XIII

Stevens, Œdème du fœtus. — Ascite et absence d'urètre (*Obstetrical Transactions*, 1895).

Fœtus mâle de sept mois, avec absence d'urètre, extrait par embryotomie.

Cliniquement, travail pénible et prolongé. Présentation du sommet. Application de forceps dont les tractions arrachent la tête. On introduit la main et on diagnostique une dystocie du tronc par excès de volume de l'abdomen ; on fait une embryotomie ; on ouvre le thorax et le diaphragme. Il coule trois pintes et demie de liquide clair jaunâtre. Extraction désormais facile. Suites heureuses pour la mère.

Examen du fœtus. — Le liquide écoulé lors de l'embryotomie venait de l'abdomen, des plèvres et du péricarde. La vessie, non ouverte, contenait six onces d'urine. Elle s'étendait jusqu'au-dessous de la symphyse. A la dissection, on ne trouva pas d'urètre ni de corps spongieux. A la coupe du pénis, examiné au microscope, on voit du tissu fibreux dans l'angle fermé par les deux corps caverneux, bien développés.

Uretère gauche énorme, distendu, tortueux. Rein normal. Uretère droit très petit. Le rein droit est atrophié et porte deux kystes, l'un sur sa face antérieure, l'autre sur sa face postérieure.

L'artère hypogastrique droite est beaucoup plus volumineuse que la gauche. Circulation porte normale. Cavité péritonéale distendue, l'intestin et les viscères n'en occupent qu'une petite partie en arrière, le reste étant rempli par l'ascite.

Cœur normal.

Tout le fœtus est œdématié, et la portion du cordon ombilical voisine de l'insertion est distendue par du liquide, venant probablement de l'épanchement péritonéal qui y aurait été poussé au moment du dégagement.

L'auteur ne pense pas que l'œdème et l'ascite soient dus à une néphrite consécutive à l'obstruction de l'urètre, en raison du rôle secondaire dans l'élimination de produits de déchets que peuvent remplir les reins d'un fœtus de sept mois. Il croit plutôt à une cause mécanique : il est possible que les vaisseaux hypogastriques, dans leur parcours sur la vessie et à travers le cordon, aient présenté une coudure d'une manière analogue à un uretère qui se coude et donne l'hydronéphrose; il en résulte une obstruction considérable au courant du sang, d'où l'œdème et l'ascite.

Le placenta n'a pas été pesé. Il était très volumineux par rapport aux dimensions de l'enfant, et était couvert sur sa face fœtale de petites vésicules qui lui donnaient un aspect sablonneux.

Pas de syphilis chez la mère.

3e catégorie. — Lésions inflammatoires ou non et dyscrasiques.

A — LÉSIONS INFLAMMATOIRES

a) *Péritonite fœtale.*

Observation XIV

Simpson, Péritonite fœtale (thèse de Quantin, obs. XII).

En ouvrant un fœtus mâle mort-né de sept mois, qui s'était présenté par le siège, je trouvais les lésions suivantes dans une autopsie faite le lendemain de la naissance, le 29 juillet 1838 :

L'épiderme était détaché en beaucoup de points et pouvait aisément s'enlever. La face du fœtus était gonflée et déformée par de l'œdème et les extrémités supérieures, plus particulièrement les mains, étaient aussi envahies par l'anasarque. Les pieds et les jambes étaient comme hydropiques, quoique à un degré moins marqué, et il y avait une hydrocèle considérable. Le tissu cellulaire du cuir chevelu et des lombes était infiltré de sérosité rougeâtre. Les cavités des plèvres et du péricarde contenaient un liquide semblable, mais ces séreuses elles-mêmes, aussi bien que les poumons et le cœur, étaient parfaitement saines.

La cavité du péritoine était remplie d'une quantité considérable du même épanchement et la surface du péritoine abdominal, plus particulièrement du côté droit, était recouverte d'un lacis de lymphe plastique qui unissait les circonvolutions de l'intestin grêle.

Plusieurs amas et filaments de lymphe se voyaient sur les circonvolutions intestinales et produisaient une assez forte adhérence entre celles-ci en un ou deux points. La rate était grosse, du poids de 9 grammes; sa surface montrait plusieurs grumeaux de lymphe et la portion inférieure de l'organe était intimement et largement unie par des adhérences au grand épiploon. Les glandes mésentériques étaient grosses et bien développées. Les autres organes étaient sains.

La mère est une robuste femme de quarante-deux ans; elle est à sa quatrième grossesse. Le premier enfant est né vivant et à terme; le deuxième, comme on le pensa, était à terme, mais naquit mort. Le troisième, comme le présent, était à sept mois et vint aussi mort. Elle avoua aussi avoir été affectée de maladie vénérienne, mais ne put fournir aucun renseignement qui nous mît à même de juger la forme de l'affection, ni l'époque à laquelle elle avait été malade. Elle attribue la mort de son dernier enfant à une chute faite une quinzaine de jours avant l'accouchement. Le placenta était adhérent.

Observation XV

Opitz, Œdème du fœtus et péritonite (*Zeitschrift für Geburt.*, 1899).

Mère, vingt-huit ans, V pare, bien portante.

A eu deux accouchements normaux suivis de deux avortements. Dans la dernière grossesse, il y a eu beaucoup de liquide amniotique, au point d'exciter l'étonnement de la mère et de la sage-femme.

Grossesse actuelle. — Abdomen très volumineux. Hydramnios. Anémie de la mère. Hémorragie. Bruits du cœur perçus. Orifice utérin à 5 marks. Au toucher, placenta prævia très mou ; nulle part on ne sent de membranes.

Braxton Hicks difficile (on ne pouvait trouver le bord du placenta qui était très large).

Expulsion spontanée. Délivrance normale, sans hémorragie.

L'état de la mère empira rapidement ; elle mourut dix minutes après, de collapsus.

Autopsie de l'enfant. — Gros œdème généralisé. Ascite, hydrothorax, hydropéricarde.

Cœur de volume normal.

Sur les viscères abdominaux, reticulum fibrineux de péritonite.

Œdème colossal du cordon.

Placenta très gros (7 centimètres d'épaisseur) ; il n'y a aucune proportion entre son œdème, qui est énorme, et celui du fœtus.

Œdème des villosités au microscope.

Observation XVI

Vecchi, Anasarque et péritonite chez un fœtus né d'une mère éclamptique *(Centralblatt für Gyn.*, 1905).

Mère, trente-deux ans, primipare. Céphalée dans les premiers temps de la grossesse. Quelques semaines avant le terme, œdème des jambes, de la face, des mains, de la vulve. Augmentation rapide du volume du ventre. Albuminurie abondante.

Accouchement prématuré. Extraction au forceps. Fœtus mort-né présentant un œdème généralisé. Polydactylie.

Eclampsie dans les suites de couches, surtout le troisième jour ; coma malgré le traitement institué (morphine, veratrunm viride).

La malade était cependant bien remise quinze jours après.

Autopsie de l'enfant. — Péritonite plastique : exsudat fibrineux sur les anses intestinales.

Reins normaux, présentant quelques petits kystes. Placenta et cordons très œdématiés.

Examen microscopique. — Tissu conjonctif du stroma des villosités distendu par l'œdème.

L'auteur pense que la péritonite du fœtus est la lésion primitive. Il pense que l'œdème de la mère est secondaire à la maladie du fœtus ; l'éclampsie lui paraît en relation avec le déversement dans la circulation maternelle d'éléments syncitiaux.

b) Néphrites.

Observation XVII

Sitzenfrey, Œdème du placenta avec néphrite aiguë congénitale et œdème généralisé chez deux jumeaux issus d'une mère atteinte de néphrite aiguë (*Centralblatt für Gyn.*, 1910).

Mère, IV pare, trente ans. Trois accouchements spontanés sans complications.

Grossesse actuelle : Faiblesse générale au début. A six mois, influenza suivie de l'apparition d'œdème des membres inférieurs ayant obligé la malade à s'aliter.

A l'entrée à l'hôpital (11 janvier 1909), on note un œdème remontant à mi-cuisses. Abdomen régulièrement tendu ; fond utérin à la hauteur du rebord costal. Circonférence du ventre, 112 centimètres.

On ne peut sentir la présentation. En raison de la distension de la paroi et de l'hydramnios, on pense à une grossesse gémellaire. Bruits du cœur perçus à gauche.

Œdème des grandes lèvres. Au toucher, col œdématié, perméable à deux doigts. Poche des eaux distendue, faisant saillie. Présentation du sommet.

Urines troubles, beaucoup d'albumine (4 grammes par litre).

Culot : Globules rouges nombreux, quelques globules blancs, cylindres granuleux, rares cylindres hyalins. Densité : 1.024.

Le lendemain de l'entrée, douleurs abdominales violentes, maux de tête, agitation. Pouls, 120. L'œdème des grandes lèvres augmente.

Ponction des membranes : 1 litre de liquide amniotique. Deux heures plus tard, douleurs rapprochées et accouchement spontané d'un jumeau ; c'est une fille qui pèse 2.450 grammes ; elle est très œdématiée et meurt en quinze minutes.

Six heures plus tard, après rupture artificielle des membranes qui donne issue à 1 litre de liquide, expulsion du deuxième jumeau, fille très œdématiée, du poids de 2.410 grammes. Le cordon, très infiltré, se coupe sous la ligature; mort vingt minutes après la naissance.

Suites normales.

Délivrance par expression : le placenta pèse 2.000 grammes, il a 38 centimètres de diamètre et 4 d'épaisseur, il est très œdématié.

Cordon du deuxième fœtus : 50 centimètres de longueur inséré au centre. Celui du deuxième fœtus est inséré au bord, membranes complètes. Cloison à quatre membranes entre les œufs.

Autopsie des jumeaux (résultats identiques pour les deux) :

Anasarque extrêmement accusée, abdomen distendu, ascite jaune foncé avec filaments fibrineux.

Thorax large, distendu. Plèvres et péricarde contenant quelques gouttes de sérosité.

Cœur normal. Trou de Botal ouvert.

Poumons atélectasiés gris rougeâtre.

Rate volumineuse et dure. Capsule tendue, pulpe rouge sombre ; les corpuscules ne s'y distinguent pas.

Reins petits. Se décortiquent bien. Surface lisse grisâtre. Substance corticale très distincte de la substance médullaire. Bassinet non distendu.

Foie gros, dur, surface lisse, couleur brun sombre.

Rien de particulier aux autres organes. Epiphyses normales.

Examens histologiques (pareils pour les deux jumeaux) :

Foie : Stase biliaire accusée.

Rate : Leucocytes nombreux dans les vaisseaux, le nombre des globules rouges y paraît seulement deux fois supérieur à celui des globules blancs.

Poumons : Atélectasie.

Reins : Epithélium des tubes urinifères et des tubes contournés très augmenté de hauteur, noyaux cellulaires peu colorables ; infiltration interstitielle et hémorragies.

En somme, lésions caractéristiques d'une néphrite aiguë.

Placenta : Outre l'œdème des villosités par places on trouve des lésions de syphilis placentaire. Les villosités sont hypertrophiées, élargies, écrasées les unes contre les autres rendant virtuels les espaces intervilleux. On trouve, en outre, dans les vaisseaux du placenta un processus inflammatoire analogue à celui de la syphilis placentaire avec oblitération complète de la paroi des vaisseaux. On ne voit pas de spirochètes.

Cordon : Œdème de la gélatine de Wharton, vaisseaux normaux, pas de spirochètes.

L'examen minutieux du père et de la mère n'a pas montré trace de syphilis. Wassermann négatif à trois reprises différentes chez la mère.

L'auteur pense que, vu l'absence des pirochètes, la constitution normale des lignes épiphysaires et la réaction de Wassermann négative, on peut conclure que les altérations placentaires ne sont pas de nature syphilitique.

L'œdème des jumeaux est à mettre sur le compte de la néphrite maternelle : celle-ci s'améliora très vite après l'accouchement ; cinq jours plus tard, les œdèmes avaient disparu, l'albuminurie était très diminuée (0,25).

Six mois après, la guérison de la néphrite se maintenait. La malade ne présentait toujours aucun stigmate de syphilis. Le Wassermann, fait une quatrième fois, fut encore négatif.

Observation XVIII

Lieven, Pathologie de l'hydropisie généralisé du fœtus (*Centralblatt f. Gyn.*, 1911).

Cas clinique d'une femme enceinte qui, au sixième mois de grossesse présente de l'œdème des jambes à la suite d'un refroidissement. A ce moment l'utérus a un volume et une consistance normaux, l'enfant est vivant. Albuminurie.

Huit jours plus tard la malade entre à l'hôpital : téguments pâles, bouffis ; œdème des jambes, de la face, de la paroi abdominale.

Abdomen tendu (circ., 110 centim.). Utérus dur, tendu, impossible de repérer la position du fœtus. Bruits du cœur mal perçus. Vagin mou, œdémateux. Col perméable à deux doigts, impossible de préciser la présentation.

Urines rares (600 centimètres cubes en vingt-quatre heures). Beaucoup d'albumine ; cylindres granuleux et hyalins. Peu de globules rouges.

Ponction des membranes : 5 à 6 litres de liquide verdâtre,

la tête s'engage, position impossible à repérer en raison de l'œdème qui la recouvre d'une masse œdémateuse et molle.

Difficultés dans l'extraction de la tête ; des tractions énergiques et prolongées permettent de terminer l'accouchement.

L'enfant est très œdématiée et meurt rapidement. Délivrance un quart d'heure après ; placenta, 1.900 grammes, très œdématié. En vingt-quatre heures il laisse couler 800 grammes de sérosité. Cordon œdématié se coupe à la ligature.

Suites normales, sans température. L'albuminurie diminua rapidement. La malade partit guérie après un long séjour dans un service de médecine.

Autopsie de l'enfant. — Poids, 3.100 grammes. Pâleur et œdème très marqué à tout le corps.

Abdomen distendu, 46 centimètres de circonférence, ascite abondante ; séreuse lisse et normale.

Foie : Gros, surface lisse. A la coupe, brun sombre.

Rate : Volumineuse et dure.

Reins : Normaux de volume; se décapsulent bien ; surface lisse ; substance corticale nettement visible à la coupe.

Plèvres, péricarde : Epanchement d'abondance moyenne.

Poumons : Vides d'air.

Cœur : Peu augmenté de volume. Trou de Botal ouvert.

Examens microscopiques. — Aucune altération pathologique en dehors de celle des reins. Pas de putréfaction.

Examen du placenta, œdème très accusé des villosités.

Reins : Epithélium des tubes et des tubuli contorti très augmenté de hauteur, cellules troubles avec noyaux peu colorables et fréquemment sans noyaux. Entre les cellules distendues par l'œdème et entre les tubes urinifères, infiltration cellulaire considérable et hémorragies très nettes. Distension des capillaires.

Il s'agit d'une néphrite au premier stade en raison des lésions spécialement marquées des tubuli de premier ordre qui sont toujours les premiers atteints.

c) *Lésions inflammatoires du foie.*

Observation XIX

Opitz, Etiologie de l'hydramnios *(Centralblatt für Gyn.*, 1898).

Mère, vingt-cinq ans, VI pare. Grossesses antérieures normales, sauf deux accouchements prématurés de fœtus macérés avec hydramnios (syphilis probable d'après l'auteur).

Les enfants qui sont nés à terme sont morts entre un et six mois, sauf le quatrième qui vit et n'a pas trace de syphilis.

Grossesse actuelle : A huit mois, le ventre augmente subitement de volume : circonférence 111 centimètres ; on ne sent pas de fœtus à la palpation.

Au toucher : Col dilaté, poche des eaux saillante, présentation du siège ; on perçoit les pieds qui sont de petit volume.

Ponction des membranes : 250 centimètres cubes de liquide.

Extraction immédiate en raison d'une procidence du cordon ; naissance d'une fille de 1.450 grammes qui ne présente rien d'anormal en dehors des signes de sa prématurité. Elle respire spontanément.

Au bout d'une demi-heure, nouvelles contractions utérines. Ponction d'une seconde poche des eaux donnant issue à 4 l. 250 de liquide.

Enfant du sexe masculin de 1.650 grammes, qui respire faiblement et meurt en sept heures.

Placenta du premier enfant (410 gr.), expulsé spontanément; il est rattaché par un pont membraneux au placenta du deuxième fœtus qui est adhérent et doit être extrait manuellement. Ce deuxième placenta est morcelé (400 gr.) et est incomplet.

Autopsie du deuxième jumeau. — Anasarque légère. Légère hydrocéphalie externe. Cerveau, 176 grammes. Poumons atélectasiés, pas d'hydrothorax. Péricarde, 2 centimètres cubes de liquide. Cœur, 12 grammes. Abdomen, pas d'ascite. Foie 93 gr. Rate, 4 gr. 5. Reins, 5 grammes et 5 gr. 7. Epiphyses normales.

Examens histologiques. — Pas d'altération de la rate. Reins cyanotiques. Foie: Hépatite interstitielle. Placenta, légère prolifération conjonctive générale et épaississement de la paroi interne des vaisseaux fœtaux.

Le premier enfant vécut cinq jours. On ne put faire son autopsie Pas d'altération de son placenta.

Observation XX

Andrews, Œdème du fœtus avec ascite *(Obstetrical Transactions*, v. XLIII, 1901).

Mère, V pare. Les quatre premiers enfants sont nés à terme :

le premier est mort à quatre mois de bronchite capillaire, les trois autres sont vivants et bien portants.

Pas de syphilis chez elle ni chez le mari. Elle présente cependant des ulcères de jambe arrondis, d'aspect assez typique ; albuminurie. Pas d'œdème.

A l'examen, rien de spécial à la palpation de l'abdomen, présentation du sommet ; travail normal.

Dystocie par excès de volume du tronc. Il est nécessaire de faire des tractions axillaires. Le cœur bat faiblement et s'arrête au bout de quelques minutes.

Enfant du sexe féminin : œdème du cou, de la poitrine, de l'abdomen et du dos, gardant l'empreinte du doigt. Le placenta et le cordon ne présentent rien de particulier.

A l'ouverture de l'abdomen, quantité notable d'ascite. Aspect normal du péritoine.

Urètre, vessie, uretères normaux.

Reins normaux à l'examen microscopique.

Rate normale.

Foie jaune, d'aspect granuleux.

4 à 6 onces de liquide dans les plèvres.

Thymus, cœur, poumons normaux.

Au microscope, l'examen du foie montre qu'il s'agit d'une cirrhose lobulaire et péricellulaire très marquée avec infiltration de petites cellules rondes ; les coupes faites en plusieurs points montrent beaucoup de congestion et une destruction des cellules hépatiques. Il y a aussi une quantité considérable de leucocytes. Pas de gommes. Epaississement de la paroi des vaisseaux.

L'examen histologique des reins montre une grande quantité de leucocytes dans le tissu interstitiel. Le parenchyme est normal.

Observation XXI

Andrews, Œdème généralisé. — Grossesse gémellaire (*Société d'Obstétrique de Londres*, 1901).

Femme de trente-six ans. Fièvre de nature inconnue dans l'enfance. Pas d'autres maladies antérieures. Bonne santé habituelle. Mariée depuis dix ans, a eu cinq enfants : les quatre premiers sont vivants et bien portants ; le cinquième, né à huit mois, a vécu deux jours. Pas d'œdème pendant les grossesses précédentes. Pas de syphilis.

La malade se présente avec de l'œdème des jambes, qui date de trois semaines. Céphalée, pas de vomissements, constipation.

Urines plutôt rares, renfermant de l'albumine.

Grossesse à sept mois et demi. Pas de mouvements perçus. Pas de bruit du cœur à l'auscultation.

Accouchement spontané : enfant du sexe féminin, né par le sommet, suivi d'un placenta qui ne présentait rien d'anormal ; on rompt les membranes d'une seconde poche des eaux : expulsion d'un enfant du sexe masculin, suivi d'un énorme placenta. Son cœur bat faiblement, on ne peut le ranimer.

Le premier enfant a vécu quatre heures.

Examen du deuxième jumeau. — Œdème généralisé gardant l'empreinte du doigt. Abdomen distendu par de l'ascite. Un peu de liquide dans le péricarde et les plèvres. Cœur normal.

Thymus normal. Urètre perforé.

Placenta volumineux, pâle, œdématié, mou et friable.

Reins normaux à la coupe.

Foie normal à l'examen macroscopique. Au microscope : Infiltration de petites cellules rondes, semblables à celles qu'on voit dans le cirrhose syphilitique congénitale. Dégénérescence graisseuse des cellules du foie. Rate normale.

Le sang n'a pas été examiné, non plus que les vaisseaux lymphatiques. Le cœur était normal.

Observation XXII

Nyhoff, Pathologie de l'œdème généralisé du fœtus *(Centralblatt für Gyn.*, 1911).

Fille née vivante avant terme.

Parents sains. Mère I pare, sans albumine. Accouchement prématuré. Quantité énorme de liquide amniotique. Extraction facile.

Délivrance spontanée trente minutes après. Le placenta ne parut ni gros, ni anormal.

L'enfant mourut au bout de quatre heures.

Poids : 1.800 grammes. Taille : 39 centimètres.

Peau normale, pas de pétéchies.

Anasarque, ascite, hydrothorax, hydropéricarde.

Cœur petit : 8 grammes.

Poumons : 7 grammes, renferment de l'air.

Foie normal : 44 grammes. Rate petite : 2 gr. 2.

Reins et surrénales : 8 gr. 5. Thymus : 2 grammes.

Au microscope : Infiltration de petites cellules dans le foie.

Cœur : Striation mal accusée des cellules musculaires et plusieurs même ne présentent à leur intérieur qu'un noyau.

En plusieurs points, fibres musculaires mal limitées.

d) Lésions inflammatoires associées du foie, de la rate et des reins.

Observation XXIII

De Sinety, Lésions d'origine syphilitique observées chez un fœtus mort, né à terme *(Archives de Tocologie*, 1878).

Mère sûrement syphilitique, III pare. Les deux premiers enfants mort-nés étaient « pleins d'eau ». Le troisième enfant est fortement œdématié et présente de l'ascite.

Foie normal à l'examen macroscopique. Au microscope : Infiltration d'éléments arrondis fortement colorés, disséminés dans tout le parenchyme par véritables îlots ; en somme, hépatite interstitielle syphilitique.

Reins : Infiltration disséminée d'éléments arrondis en certains points, épaississement du tissu conjonctif ; néphrite interstitielle à diverses périodes.

Placenta très gros, pâle, blanchâtre, mou. Villosités très hypertrophiées ; les vaisseaux ont disparu dans la plupart. Revêtement épithélial conservé ; augmentation du volume des éléments du tissu muqueux. Portion maternelle du placenta sain, ainsi que les cellules du revêtement des villosités.

L'auteur se demande si la syphilis est en cause et convient que ces altérations peuvent se voir en dehors d'elle.

Observation XXIV

Schütz, Anatomie de la syphilis des nouveau-nés (*Prager, Mediz. Woch.*, 1878).

Mère, âgée de vingt ans, syphilitique, soignée pour des condylomes quelque temps auparavant.

Grossesse normale, interrompue prématurément au septième mois. L'enfant a vécu un quart d'heure.

Œdème très marqué du fœtus gauche, sauf à la main gauche (compression de la main dans l'utérus?), mais très accusé au bras de ce côté.

Poids : 1.270 grammes. Longueur : 38 centimètres.

Ventre distendu, ballonné.

Crâne normal. Fontanelles larges.

Pie-mère œdématiée avec petites hémorragies.

Substance cérébrale, molle, diffluente, jaune pâle à la coupe. Substance corticale à peine distinguée de la substance médullaire.

Œdème du tissu cellulaire sous-cutané.

Muscles du thorax pâles, infiltrés, avec des hémorragies punctiformes qu'on trouve aussi dans les muscles des membres.

Thymus normal.

Péricarde et plèvres criblés de petites ecchymoses.

Cœur gros, brunâtre ; valvules normales. Trou de Botal ouvert. Gros vaisseaux normaux.

Poumons violacés ; quelques alvéoles contiennent de l'air.

Abdomen : Vaisseaux ombilicaux normaux. Beaucoup de liquide dans le péritoine. L'intestin est ratatiné et des adhérences fortes unissent les anses entre elles. Ecchymoses disséminées sur le péritoine pariétal avec réseau fibrineux par places. Ganglions mésentériques volumineux, durs à la coupe.

Rate volumineuse : 6 cm. 5, sur 4 et 2 d'épaisseur ; capsule épaissie, lisse ; tissu friable, violacé.

Reins plutôt petits, surface lisse, tissu ferme.

Estomac : Contenu muqueux verdâtre, muqueuse normale, ainsi que celle de l'intestin.

Foie : 10 centimètres sur 5 et 2,5 d'épaisseur. Bords épais, surface lisse, consistance ferme, parenchyme brun rougeâtre, congestionné. Vésicule contenant une bile vert sombre.

Pancréas très petit ; la queue est très dure au toucher et se termine brusquement ; à la coupe, on ne trouve pas d'acini pancréatiques dans cette partie. Quelques nodules semblant de nature syphilitique.

Vessie : Contenant une urine trouble.

Testicules dans le canal inguinal.

Placenta non examiné.

Examens histologiques. — L'examen des vaisseaux principalement a montré des détails intéressants.

Peau et derme : Vaisseaux très altérés ; l'endartère est normale, la musculeuse hypertrophiée, l'adventice faite d'anneaux concentriques épaissis. Autour de l'adventice, couche de tissu conjonctif très infiltré de petites cellules.

Dans le tissu avoisinant les vaisseaux et dans leur épaisseur, se trouvent de très nombreux globules rouges en foyers hémorragiques ainsi que de petites cellules rondes, incolores.

Reins : Epaississement de la paroi des artères ; abondantes masses hémorragiques. Tissu conjonctif interstitiel normal. Epithélium des tubes normal.

Foie : Mêmes altérations vasculaires, quoique moins prononcées. Foyers hémorragiques et amas de cellules rondes, surtout dans le tissu interlobulaire. Cellules hépatiques troubles et granuleuses.

Pancréas : Inflammation interstitielle chronique au niveau de la queue de l'organe. Tissu conjonctif interacineux abondant. Acini atrophiés avec hémorragies à leur intérieur et infiltration cellulaire.

Muscles : Mêmes altérations de la paroi des vaisseaux. Gros vaisseaux normaux.

En somme, ce qui domine, ce sont les altérations des vaisseaux de la peau et de la plupart des organes.

Diagnostic anatomique : Hydropisie généralisée, splénomégalie, péritonite adhésive.

En raison de la syphilis de la mère, il faut mettre ces altérations sur le compte de la syphilis, bien qu'elles ne paraissent pas absolument de cette nature, à part celle du pancréas. L'hydropisie est à mettre sur le compte des altérations des parois vasculaires qui ont pu déterminer des troubles circulatoires, et peut-être aussi des lésions des reins.

Observation XXV

Pinkuss, Cas d'œdème généralisé du fœtus *(Centralblatt fü Gyn.*, 1897).

Accouchement à six mois. Pas de syphilis paternelle ni mate nelle, rien dans les anamnestiques.

Le fœtus présente un œdème énorme, surtout marqué au membres inférieurs. Au niveau des téguments de la régio postérieure de la tête, se trouvait une poche pleine de sérosit de la grosseur d'une tête d'enfant, qui a sans doute été la caus de l'expulsion prématurée.

L'aspect du fœtus pouvait faire penser à un rachitisme intra utérin, mais la radiographie montra une conformation normal de l'extrémité des os.

Examen des viscères : Inflammation interstitielle du rein, q est unique et en fer à cheval. Lésions inflammatoires du foie de la rate et des poumons.

La cause de l'œdème est à rechercher ici dans une maladie d la mère ; dans ce cas, il faut signaler son anémie très prononcée Plus tard, elle devient tuberculeuse, mais l'examen du placent n'avait pas montré de signes de bacillose.

Observation XXVI

Opitz, Etiologie de l'hydramnios *(Centralblatt für Gyn.*, 1898)

Mère, dix-neuf ans, primipare au neuvième mois de grossesse 3 litres de liquide amniotique.

Fœtus, 1.730 grammes, meurt après quelques mouvement respiratoires.

Œdème énorme du fœtus. Ascite faible, 50 centimètre cubes.

Cœur hypertrophié, 5 centimètres sur 3.

Foie mesurant 11 centimètres sur 8 et 3 centimètres d'épais seur.

Rate grosse et très dure, 5 centimètres sur 3.

Reins macroscopiquement sains, très durs.

A la coupe du foie et des reins, augmentation du tissu con jonctif, surtout marquée autour des vaisseaux. Infiltration d petites cellules.

Dans le foie et les reins, l'évolution du tissu conjonctif a amené des dégénérescences perenchymateuses.

Placenta infiltré de petites cellules dans le tissu cellulaire sous-amniotique.

Observation XXVII

Opitz, Etiologie de l'hydramnios (*Centralblatt für Gyn.*, 1898).

Mère secundipare, première grossesse deux ans auparavant, normale. Enfant vivant et bien portant.

3 litres de liquide amniotique.

Présentation du sommet : Hydrocéphalie notable ayant nécessité la ponction qui évacue 455 grammes de liquide.

Poids du fœtus sans ce liquide : 1.820 grammes.

Foie : 81 grammes.

Rate : 7 gr. 1, dure.

Cœur : 15 grammes.

Reins : 8 grammes et 8 gr. 5.

Anasarque peu importante.

Ascite faible, quelques centimètres cubes.

Examens histologiques. — Foie : Massif, hépatite interstitielle récente,

Reins : Infiltration massive, néphrite parenchymateuse récente.

Rate : Normale, les follicules ressortent très visiblement.

Placenta sans altérations évidentes.

Observation XXVIII

Nyhoff, Pathologie de l'œdème généralisé du fœtus (*Centralblatt für Gyn.*, 1911).

Fille prématurée ayant vécu quelques minutes.

Père bien portant.

Mère secundipare, syphilitique. La première grossesse s'est terminée à sept mois par l'expulsion d'un macéré.

La mère n'a pas eu d'accidents pendant sa seconde grossesse, pas d'œdème, accouchement facile.

Enfant pesant 1.300 grammes, taille : 42 c. 5.

Anasarque étendue à la tête, au tronc, moins accusée aux membres, ascite : 170 centimètres cubes.

Hydrothorax et hydropéricarde considérables.

Poumons volumineux : 45 grammes, gorgés de sang, plongent dans l'eau.

Cœur : Normal, 20 grammes, trou de Botal ouvert, valvules saines.

Thymus : 1 gr. 5.

Foie et rate volumineux, pesant 152 grammes et 16 gr. 5.

Au microscope : Infiltration de petites cellules dans le foie, pas de prolifération du tissu conjonctif interstitiel.

Rate : Prolifération conjonctive marquée également au pancréas.

Placenta : 900 grammes, mesurant 19 centimètres sur 24, anémié et friable. Cordon normal.

Au microscope : Villosités élargies et volumineuses, espaces intervilleux agrandis, pas d'endartérite.

Observation XXIX

Trevor Davies (Londres), Sur un cas d'œdème du fœtus avec hydramnios (*Journal of Obstetrics, and Gynec. of the British Empire*, 1912. Analysé in *Centralbatt für Gynæck.*, 29 mars 1913).

Femme, âgée de trente ans, atteinte d'hydramnios et chez qui on n'a pas trouvé trace d'albumine. Elle donne naissance à un enfant en état d'asphyxie profonde avec tous les signes de l'œdème généralisé, et qui mourut presque immédiatement après la naissance.

L'abdomen et la cavité thoracique étaient remplis par 600 centimètres cubes d'une sérosité foncée et en partie hémorragique. Tous les organes du thorax et de l'abdomen présentaient, en outre, de l'œdème. On en trouvait encore dans le tissu cellulaire, entre les divers organes et dans la paroi abdominale.

La rate était doublée de volume. A l'examen microscopique, on remarqua comme point essentiel un amas de cellules rondes dans les reins. Les surrénales et les autres organes étaient normaux. On ne peut déceler de spirochètes ni de bacilles.

B. LÉSIONS HISTOLOGIQUES NON INFLAMMATOIRES

a) Surrénales.

OBSERVATION XXX

KING, Œdème généralisé du fœtus (*Lancet*, 1908).

Malade de trente-deux ans, XI pare, reçue à l'infirmerie royale de Bristol, pour une hémorragie avant l'accouchement.

Bonne santé habituelle. Règles régulières, abondantes.

Grossesses antérieures :

Premier enfant, né en 1894, bien portant, voûte palatine ogivale.

Deuxième grossesse : Enfant vivant et bien portant.

Troisième grossesse : Accouchement en 1896.

Quatrième grossesse, 1898 : Enfant mort au bout de trois jours, avec de l'ictère.

Cinquième grossesse, 1900 : Fœtus macéré à huit mois.

Sixième et septième grossesses terminées par des avortements au quatrième mois.

Huitième grossesse, 1902 : Enfant bien portant.

Neuvième grossesse, 1904 : Enfant mort au bout de huit jours, avec de l'ictère et des convulsions.

Dixième grossesse, 1906 : Hydramnios, accouchement à huit mois d'un macéré.

Le mari ne paraît pas spécifique.

A l'entrée à l'hôpital, grossesse à six mois. Bruits du cœur non perçus, ni œdème, ni albuminurie. Hémorragies vaginales rebelles.

Accouchement au bout de huit jours, fœtus œdématié, extrait avec peine.

Examen du fœtus. — Œdème généralisé, surtout marqué à la face ; peau cireuse, transparente. Les dimensions de l'enfant, dont l'aspect est celui d'un fœtus à terme, sont dues à l'infiltration du tissu cellulaire.

Abdomen contenant 300 grammes de liquide, péritoine normal. Disposition normale des vaisseaux ombilicaux et hypogastriques.

Foie volumineux, lisse, de couleur normale.

Au microscope, les contours des cellules sont mal délimités coloration normale des noyaux, infiltration du tissu interstitie par de petites cellules rondes, pas d'épaississement de la paro des vaisseaux.

Reins normaux, présentent un peu d'œdème interstitiel.

Surrénales : Longueur, 2 centimètres, teinte noire, paraissant due à des hémorragies sous-corticales.

A l'examen microscopique, les substances médullaire et corticale sont désorganisées, élargies par l'œdème interstitiel et des foyers qui, pris tout d'abord pour des hémorragies, étaient en réalité constitués par des capillaires dilatés. Dans le tissu interstitiel œdémateux, se trouvaient de petites cellules groupées en amas en différents points.

Les cellules corticales sont vacuolisées, le protoplasma est diffusément coloré, les noyaux le sont normalement : la disposition des cellules en colonnes n'existe pas.

La substance médullaire est composée de cellules épithéloïdes et de capillaires dilatés et tortueux.

Thorax : Epanchement pleural bilatéral.

Poumons congestionnés.

Les autres viscères sont normaux.

Placenta : Volumineux, blanchâtre, friable ; il diminua de volume en douze heures, par suite de l'écoulement d'une grande quantité de liquide.

A l'examen histologique des coupes du placenta, on note seulement des lésions d'œdème, des villosités.

Les vaisseaux du chorion ont une paroi épaissie, pas d'endartérite.

Le cordon est très œdématié.

Observation XXXI

Commandeur, Œdème généralisé du fœtus et du placenta, avec lésions des capsules surrénales (*Bulletin de la Société d'Obstétrique de Paris*, novembre 1912).

Mère de vingt-quatre ans, tertipare, sans antécédents héréditaires ni personnels. Chlorose à la puberté, réglée régulièrement ; les deux enfants sont morts : le premier à quinze jours, en nourrice ; le deuxième au bout de deux jours, avec de l'ictère et des convulsions. Grossesse actuelle normale. A sept mois, utérus à 32 centimètres. Albuminurie.

Accouchement prématuré, spontané, en présentation du siège. Le tronc résiste un peu et quelques tractions sont nécessaires. Après l'accouchement, utérus volumineux, faisant penser à une gémellaire, et qui ne contenait cependant qu'un énorme placenta de 1.560 grammes.

L'enfant succombe au bout de vingt minutes.

Examen du fœtus. — Poids, 2.250 grammes. On est frappé par le contraste entre le volume exagéré de la tête et de l'abdomen et celui des membres. Infiltration des téguments qui ont un aspect translucide. Front séparé de la face par un sillon profond correspondant aux yeux et à la racine du nez. Les globes oculaires sont impossibles à découvrir. Le cou est représenté par un simple sillon qui sépare la tête des épaules.

Abdomen volumineux avec une peau œdématiée que sillonnent des arborisations vasculaires. Membres boudinés, sillons profonds aux aisselles et aux plis de l'aine.

Autopsie. — 365 centimètres cubes d'ascite jaune ambré. Dans la cavité abdominale que revêt un péritoine lisse, se trouve une masse allongée de couleur jaunâtre, entièrement libre dans le péritoine, et que l'examen histologique montre formée d'un amas de fibrine sans structure nette et dont il est difficile de déterminer la nature.

Les intestins sont refoulés contre la colonne vertébrale. Sous le péritoine, foyer hémorragique infiltrant le tissu cellulaire entre le côlon et le rein droit.

Reins aplatis, bosselés, de coloration grisâtre. Capsules surrénales volumineuses. Celle de gauche présente, à la coupe, une altération évidente de sa substance médullaire, qui semble hypertrophiée, de teinte jaune, et envoie des travées jaunâtres dans la substance corticale. A droite, lésions semblables, mais moins marquées.

Appareil urinaire normal.

Foie pâle, 108 grammes. Rate pâle également, 10 grammes.

Hydrothorax : Poumons atélectasiés, un peu fibreux (7 et 8 grammes chacune).

Cœur normal : 14 grammes.

Placenta : Mollesse et friabilité extrêmes; tissu pâle et rosé. Aucune lésion en foyer. Margination bien marquée sur la face fœtale : au bout de trente heures, il ne pèse plus que 1.000 grammes et a laissé couler une sérosité abondante, qui contient 28 grammes par litre de résidu fixe et 12 grammes d'albumine.

Examens microscopiques. — Reins : Congestion prédominante, sans altération épithéliale. Un peu d'infiltration leucocytaire surrénale. Lésions très marquées, bilatérales : la couche médullaire se colore mal, sa limite est mal dessinée et elle envoie des prolongements frêles dans la substance corticale. Les cellules surrénales, altérées, offrent une augmentation de volume manifeste. Leur protoplasma est mal coloré. On y distingue à peine un réseau protoplasmique, elles sont complètement transparentes. Le noyau est plissé, diminué de volume, manifestement en voie de régression.

On ne peut dire s'il s'agit d'une dégénérescence graisseuse.

b) Foie, rate, reins.

Nous avons placé là cinq observations qu'il semblait difficile de faire rentrer dans une autre catégorie. L'absence de renseignements histologiques pour les cas XXXII et XXXIII ne nous autorisait pas à les classer parmi les inflammations du foie, bien qu'il se soit peut-être agi d'un processus de cette nature.

Observation XXXII

Seulen, observation résumée (thèse de Van Gelder).

La femme Fr..., quarante-deux ans, n'ayant jamais été malade, était menstruée régulièrement depuis l'âge de quinze ans. Elle a eu huit enfants, dont sept se portent bien, un seul est mort de jaunisse.

Elle est actuellement dans sa neuvième grossesse depuis le 20 novembre 1829. A cette époque, son mari était atteint d'hydropisie et d'asthme, affections auxquelles il succomba ; il avait eu la jaunisse un an avant sa mort. Les débuts de sa grossesse ne présentèrent aucune particularité, qu'une tendance à se fatiguer. Au cinquième mois, son ventre prit un volume si considérable qu'elle crut à la présence de deux jumeaux. A cette époque, elle fut examinée et on constata qu'il n'y avait qu'un enfant et que le liquide amniotique n'était pas très abondant. On en conclut que l'enfant était d'un volume inaccoutumé.

Le 23 juillet 1830, elle eut une métrorragie. Le col était complètement dilaté. A la suite d'un traitement anodin, l'hémorragie cesse, pour ne reparaître que dans la soirée. Depuis vingt-quatre heures, l'enfant ne donnait plus signe de vie. La mère avait des vomissements, de la tendance aux syncopes. Elle était très faible, ses extrémités froides.

A l'examen, bassin normal, poche des eaux intacte. Présentation du siège. Vu l'état de la mère, on rompt les membranes. Les eaux sont très abondantes et fétides. Les cuisses de l'enfant sont tellement œdématiées qu'elles remplissent le bassin de la mère. Le toucher manuel montre que le ventre est très distendu et les téguments externes œdématiés. On essaie de faire l'extraction par le moyen d'un crochet moussu placé sur le pubis, sur lequel on exerce des tractions combinées à celles d'un doigt placé dans le rectum : on parvient à abaisser le siège jusqu'à la vulve ; on fait alors la ponction de l'abdomen, qui donne issue à une grande quantité de liquide. L'enfant est alors extrait avec la plus grande facilité.

Délivrance artificielle, qui retire un placenta en fragments œdématiés, pesant 5 livres 8 loths. Suites de couches normales.

Autopsie. — La tête de l'enfant est très volumineuse, en raison de l'œdème du cuir chevelu. L'œdème est d'ailleurs généralisé.

Foie très volumineux : 1 livre 8 loths. Substance trouble, molle et putréfiée.

Intestin petit. Péritoine normal.

Pas d'examen des viscères thoraciques.

L'auteur se demande si la maladie du père a pu avoir une influence sur les lésions fœtales, et s'il y a une relation entre l'ictère du père et celui de l'enfant de la grossesse précédente, ainsi que sur l'hypertrophie du foie du cas actuel.

Observation XXXIII

Burton, Cas d'ascite d'anasarque du fœtus in utero sous la dépendance d'une maladie du foie *(British Medical Journal,* 1861).

Cas clinique d'un accouchement prématuré à huit mois et quart. Au moment où la dilatation du col est complète, le toucher permet de reconnaître que la partie fœtale qui se présente offre une surface arrondie et élastique. On ne sentait pas les fontanelles et on ne put faire le diagnostic de sommet que lorsqu'on eut cherché et trouvé l'oreille. L'enfant vint au monde peu après et mourut après quelques mouvements respiratoires.

Le corps était entièrement œdématié. Le tissu cellulaire du pénis, du scrotum était très infiltré et transparent. Cuir chevelu tendu par l'œdème dont il est le siège et où on peut produire un godet d'empreinte. On ne sent pas davantage les sutures après la mort de l'enfant. L'abdomen est très tendu, avec des veines superficielles saillantes et gorgées de sang, comme on le voit dans le cas d'ascite de l'adulte. A l'ouverture de la cavité péritonéale, une quantité notable de liquide s'écoule.

Foie très volumineux, rouge, friable. Rate également augmentée de volume. Estomac et intestin petits et contractés.

L'auteur ne put faire d'autre examen.

Observation XXXIV

Pr. Smith, Accouchement prématuré à six mois et demi avec œdème généralisé du fœtus *(Obstetrical Transactions,* 1875).

Mère, trente-cinq ans. Santé délicate. Pas de maladies sérieuses. Réglée à treize ans. Est mariée depuis treize ans. IX pare.

Premier enfant, né à terme, bien portant.

Deuxième grossesse : avortement à trois mois.

Troisième grossesse : avortement à trois mois.

Quatrième grossesse : enfant vivant, né à terme.

Cinquième grossesse : avortement à un mois et demi.

Sixième grossesse : enfant né à terme, mort en trois jours avec de l'ictère.

Septième grossesse : mort-né à six mois et demi.

Huitième grossesse : macéré expulsé à six mois et demi. Etait mort depuis longtemps.

Neuvième grossesse : mort-né à six mois et demi avec de l'œdème généralisé.

Dans les deux dernières grossesses, il y avait eu dans les dernières semaines de l'albuminurie avec œdème léger de la face et des membres inférieurs. Cette albuminurie a toujours disparu les jours ou la semaine qui suit l'accouchement.

La malade souffre fréquemment du foie, particulièrement pendant ses grossesses. Au fur et à mesure que la grossesse évolue, se dessine un ictère qui atteint son maximum à la fin de la grossesse et qui disparaît cinq à six jours après la délivrance.

Dans la dernière grossesse, l'œdème est apparu soudainement en un jour.

Au moment du travail, on notait : ictère, albuminurie datant de deux mois et demi. Trois jours avant l'accouchement, la malade avait perdu un peu de sang. Rupture des membranes vingt-quatre heures avant l'expulsion.

Une grande quantité de sang s'écoula avant et après l'expulsion du placenta, en raison d'une inertie utérine habituelle chez la malade et vue lors des grossesses précédentes.

L'œdème disparut le troisième jour. L'urine, qui contenait des pigments biliaires, reprit son aspect normal en huit jours. Suites heureuses pour la mère.

L'enfant à la naissance présentait les caractères d'un fœtus de six mois et demi. La tête et la face avaient une couleur rouge sombre. Tout le corps est œdématié à un extrême degré. A l'ouverture de l'abdomen, il coula une grande quantité d'ascite de teinte jaune. Intestin rétracté. Péritoine sain. Reins normaux à l'examen histologique, qui montre des tubes urinifères normaux et bien dessinés. Vessie normale. Poumons et cœur normaux. Hydrothorax et hydropéricarde.

Foie : volume normal, plutôt petit, mou et se déchirant avec le doigt. Parenchyme non congestionné. Au microscope, pas d'éléments de nouvelle formation. Les cellules hépatiques paraissent comme déchirées et on n'en trouve que les débris.

Placenta volumineux. Villosités minces et mal développées, mais régulières ; développement incomplet de leur épithélium.

L'auteur signale que les autres membres de la famille ont présenté des troubles hépatiques ; il lui semble que les modifications anormales trouvées chez le fœtus ont leur origine dans une affection du système hépatique, dont la mère avait présenté les symptômes, et qui serait ainsi la cause première de la maladie du fœtus.

Observation XXXV

Snow Beck, Sur deux cas d'œdème du fœtus (*Obstetrical Transactions*, 1875).

L'auteur a eu l'occasion d'observer deux cas d'œdème généralisé du fœtus qui offrait un aspect semblable et avait été expulsé avant terme.

Chez une de ces malades, il y avait eu d'abord deux enfants à terme, bien développés et bien portants. A la quatrième, cinquième et sixième grossesse, l'enfant mourut au sixième mois et l'accouchement se fit peu après.

Sur toute la surface du corps il y avait des infiltrations hémorragiques du tissu cellulaire sous-cutané. La cavité péritonéale était pleine de sérosité transparente. Il y avait aussi des épanchements pleuraux et péricardiques. L'infiltration de sérosité était trop considérable pour résulter d'une modification survenue après la mort de l'enfant, qui ne présentait d'ailleurs pas trace de macération. En dehors de cet œdème généralisé, rien d'anormal ne fut noté au niveau des différents viscères, sauf du foie, qui était pâle, mou et se laissait facilement déchirer avec le doigt. Les cellules hépatiques étaient dilacérées, ayant en de nombreux points abandonné leurs noyaux qui s'étaient détachés et flottaient dans le champ du microscope.

Etiologie douteuse. Les parents sont absolument indemnes de tout soupçon de syphilis. Il ne s'agit pas vraisemblablement d'un obstacle circulatoire à raison de l'abondance des épanchements ; d'ailleurs, aucun organe ne présentait trace de congestion. Peut-être s'agit-il d'un trouble de la nutrition du fœtus *in utero*.

Observation XXXVI

Commandeur, Œdème généralisé du fœtus *(Bulletin de la Société d'Obstétrique de Lyon*, 16 mars 1911).

La mère est amenée à l'hôpital le 19 janvier 1909, ayant accouché spontanément en ville d'un enfant mort-né de six mois. Réglée à quatorze ans, première grossesse en 1907, terminée par l'accouchement à terme d'un enfant vivant et en ce moment bien portant. Après cet accouchement, elle aurait perdu ses cheveux et eu des céphalées; aucun signe de spécificité. Pas d'antécédents pathologiques.

Grossesse actuelle. Dernières règles 10-18 juillet.

Evolution normale; mouvements actifs perçus au quatrième mois, cessent au cinquième mois sans cause apparente.

Un mois plus tard, soit donc au sixième mois, accouchement prématuré spontané suivi d'une délivrance normale.

La malade examinée à l'entrée ne présente rien de spécial, notamment aucun signe de spécificité.

Examen de l'enfant. — Volume exagéré de la tête et de l'abdomen par rapport aux membres et au thorax; on dirait un fœtus achondroplasique; il pèse 1.890 grammes. Longueur, 35 centimètres; longueur des membres inférieurs, 14 centimètres.

Circonférence occipito-frontale, 29 cm. 5.

Coloration rouge foncé de la peau, sans desquamation de l'épiderme; coloration violacée de la paume des mains et de la plante des pieds.

Œdème généralisé à tout le corps. Bouffissure énorme de la face, œdème de la région sus-hyoïdienne qui déborde le menton, lèvre supérieure en forme d'accent circonflexe aigu, ouvert en bas; nez réduit à un bourgeon que surplombent les joues œdémateuses; la région des yeux est représentée par deux sillons profonds au fond desquels on ne peut découvrir les globes oculaires. Organes génitaux distendus par l'œdème. La face antérieure des cuisses garde l'empreinte de l'abdomen contre lequel elle était appliquée.

Godet d'empreinte facile à obtenir sur toute la surface du tégument.

Abdomen: Circonférence, 34 centimètres. Aspect boudiné

des membres supérieurs et inférieurs. En raison de l'œdème, la cuisse paraît plus courte que la jambe, mais la radiographie montre que c'est une simple apparence. Au périnée, on ne trouve pas d'anus normalement conformé.

Autopsie. — Ascite jaune foncé de 450 centimètres cubes.

Péritoine distendu, très vascularisé. Intestin refoulé contre la colonne. Estomac rudimentaire. Gros intestin mal différencié. Angle iléo-cæcal à peine marqué, avec un appendice assez long en tire-bouchon. Pas de méconium en aucun point de l'intestin.

Foie normal, un peu petit.

Reins petits, surmontés d'une surrénale aussi grosse que le rein lui-même, surtout à gauche. Uretères perméables ainsi que l'urètre. La vessie ne contient pas d'urine. Un peu de liquide dans les plèvres. Poumons ratatinés. Cœur de petit volume.

Placenta normal ; sur l'amnios, petites granulations blanchâtres du volume d'un grain de semoule, à surface irrégulière et adhérentes à l'amnios.

La radiographie montre qu'il n'y a aucune altération du squelette.

Examens histologiques. — Reins : Ectasie des gros vaisseaux du rein, de la paroi du bassinet dont l'épithélium est normal, mais dont la paroi est infiltrée par places de petites cellules rondes.

La lésion essentielle consiste en une infiltration hémorragique du tissu conjonctif, dont le maximum est situé à la jonction des substances corticale et médullaire. Pas d'hémorragies en foyer, mais une infiltration de globules rouges qui dissocie les éléments du rein, tissu conjonctif, tubes urinifères et même les glomérules de Malpighi et les tubes contournés dans les points où l'infiltration atteint la couche corticale. Les éléments du rein présentent à ce niveau des altérations évidentes : desquamation partielle sur quelques tubes, déformation des noyaux des cellules, lumière du tube remplie par un contenu amorphe que l'éosine colore en rouge brique et dans lequel on voit des débris de noyaux. Les capillaires du glomérule sont dilatés avec des altérations de leurs noyaux, mais surtout ceux de la capsule de Bowmann ; enfin quelques amas de cellules rondes au voisinage des glomérules.

Granulations amniotiques : sortes de champignon à pédicule

étroit, très court ou même de longueur nulle, qui se continue avec le tissu sous-amniotique. Au niveau du pédicule, l'épithélium disparaît, dans les régions voisines en rapport avec la face inférieure de la granulation, il s'aplatit pour reprendre peu à peu ses caractères au delà de la granulation.

Celle-ci est constituée par un tissu fibrillaire fait de fibrilles irrégulières et que ne recouvre aucun épithélium ; ce tissu semble donc baigner dans le liquide amniotique. Dans le stroma apparaissent quelques cellules rares, présentant l'aspect de grandes cellules étoilées du tissu muqueux. La granulation paraît dépendre du tissu conjonctif sous-amniotique.

c) Maladies du sang.

Observation XXXVII

Klebs et Jakesch, Leucémie fœtale. Partie clinique, Jakesch *(Centralblatt f. Gynæk.*, 1878).

Mère VI pare, trente ans. A huit mois, ventre tendu, comme par une hydramnios. Œdème des membres inférieurs et œdème sus-pubien. Fœtus en présentation du siège.

Rupture artificielle des membranes; il s'écoule peu de liquide. Le siège reste élevé, il est mou, dépressible et se laisse déprimer comme une poupée de caoutchouc.

L'extraction fut rendue difficile par la difficulté qu'on éprouvait à mouvoir le fœtus ; on lui fit une fracture de la colonne cervicale.

Il présentait un œdème généralisé et mourut pendant le travail.

Placenta : trois fois la grosseur ordinaire.

Suites simples pour la mère, qui eut dans la suite un accouchement normal.

Partie anatomique, Klebs *(Prager Mediz. Woch.*, 1878).

Autopsie de l'enfant. — Fille du poids de 2.950 grammes. Longueur, 41 centimètres. Téguments brillants, distendus par places (flanc, dos de la main et du pied).

En plusieurs endroits, petites hémorragies du tissu cutané.

A l'incision du cuir chevelu, il s'écoule une sérosité infiltrée de sang. Dure-mère pâle, petite quantité de sérosité sanguinolente. Substance cérébrale molle comme de la gélatine, rougeâtre.

Cordon, 43 centimètres de longueur.

Abdomen : à l'ouverture, ascite claire, vaisseaux ombilicaux normaux, infiltration du tissu cellulaire sous-cutané.

Plèvres, péricarde : épanchement abondant.

Thymus : œdématié, pâle, aplati.

Gros vaisseaux : normaux.

Cœur : valvules normales ; suffusion sanguine le long de la colonne dorsale et de l'aorte. Myocarde mou et pâle. Trou de Botal ouvert, petit. Action pulmonaire normale.

Poumons : plongent au fond de l'eau.

Hémorragies punctiformes sur la muqueuse du pharynx et l'amygdale.

Rate : 9 centimètres sur 4. Capsule brillante. Sur son bord antérieur, quelques taches dont l'une est un infarctus, gros comme une lentille. Pulpe ferme, violacée. Système porte normal. Pancréas pâle.

Foie très gros, 11 centimètres de largeur. A la coupe : Parenchyme brun pâle.

Estomac contracté, muqueuse ecchymosée, ainsi que celle de l'intestin.

Urètre et reins normaux.

Surrénales normales, un peu sombres.

Vessie contenant un peu d'urine. Muqueuse pâle. Organes génitaux féminins normaux.

Examens histologiques. — Sang : Hématies de forme normale. Les globules blancs représentent au moins 32 pour 100 du total des éléments figurés.

Reins : Entre les canalicules, masse énorme d'éléments lymphoïdes ; au milieu, cellules réticulées du tissu conjonctif. Epithélium des canalicules normal.

Rate : Cloisons conjonctives minces, non fibreuses ; les tractus qui pénètrent dans la substance de la pulpe sont accrus de volume. On y voit des cellules lymphoïdes en quantité considérable et, parmi ces éléments, on trouve : des grosses cellules nucléées, à protoplasma trouble, des noyaux libres, des cellules plurinucléées, des hématies en voie de destruction, des hématies nucléées. Globules rouges peu nombreux. Corpuscules de Malpighi augmentés de volume, de forme sphérique.

Vaisseaux de moyen calibre, très difficiles à distinguer du reste de l'organe; ils présentent un arrêt évident de la formation de leurs parois.

Foie : Prolifération interstitielle comme il est même peu commun d'en voir dans le foie leucémique. Les espaces interacineux sont comblés par des cellules lymphoïdes qui forment de véritables infarctus leucémiques. C'est à peine si la petitesse des parois permet de reconnaître les ramifications portes ; on les distingue seulement aux tractus fibreux qui limitent, par place, les amas de globules blancs.

Les éléments lymphoïdes sont dispersés autour des vaisseaux, même autour des vaisseaux interacineux. Le parenchyme est comprimé par les globules blancs, et n'est plus reconnaissable qu'au trouble granuleux des cellules hépatiques comprimées.

Poumons : Atélectasie. Epaississement des parois alvéolaires. Les capillaires alvéolaires sont bourrés de globules blancs. On ne devine les alvéoles que, parce qu'entre les globules blancs, pressés les uns contre les autres, on aperçoit les limites endothéliales des capillaires. Dans le tissu conjonctif interlobulaire, même constatation : grande quantité d'éléments lymphoïdes aux branches de bifurcation des vaisseaux; amas de lymphocytes appendus en grappe. L'épithélium alvéoléaire a, çà et là, desquamé. Il est très mince ainsi que celui des bronches.

Cœur : Cellules lymphoïdes entourant les vaisseaux. Tissu conjonctif bourré d'éléments lymphoïdes qui forment des infarctus leucémiques; faisceaux musculaires composés de fibrilles musculaires nucléées, et entre elles se trouvent une multitude de cellules lymphoïdes et de fibres musculaires qu'on reconnaît uniquement à cause de leur striation.

Peau : Vaisseaux bourrés de globules blancs; infiltration cellulaire également prononcée dans le tissu sous-cutané où on trouve des cellules adipeuses pressées les unes contre les autres par des nodules leucémiques.

Observation XXXVIII

Sanger, Leucémie des nouveau-nés *(Archiv J. Gynæk.*, 1888).

Mère, vingt-quatre ans. Néphrite chronique et rétinite albuminurique : grosse albuminurie. Pas d'examen du sang : mais n'avait ni ganglions, ni grosse rate.

Accouchement spontané d'un enfant mort, présentant un œdème généralisé, très accusé, avec un début de macération (lésions cutanées de l'abdomen), bien qu'il ait été vivant peu avant l'accouchement.

Poids : 2.200 grammes. Longueur : 41 centimètres.

Face rouge, violacée, joues gonflées masquant la racine du nez. Chémosis.

Ventre très distendu. Réseau veineux apparent. Excoriation dans la région hypogastrique. Gros œdème du tronc formant de véritables tuméfactions sur les omoplates.

Membres du côté droit plus œdématiés que ceux du côté gauche. Le bras gauche est presque normal, tandis que l'avant-bras droit ressemble à un gant d'escrime, gonflé qu'il est par l'œdème. Membres inférieurs très œdématiés, surtout à droite, avec des formes irrégulières, en raison de l'œdème qui détermine des renflements et des sillons.

Autopsie. — Sérosité abondante, gélatineuse du tissu cellulaire sous-cutané.

Dans l'abdomen, 450 grammes d'ascite foncée avec des flocons fibrineux.

Foie de couleur sombre, bords épaissis, organe dur.

Rate : 8 grammes. Deux fois plus grosse que la normale.

Intestin petit : peu de méconium. Pancréas pâle. Reins petits. Surrénales : ecchymoses punctiformes. Vessie petite. Organes génitaux féminins normaux. Diaphragme refoulé du côté de l'abdomen par un hydrothorax bilatéral. Hydropéricarde. Poumons petits, appliqués contre la colonne. Ecchymoses sous-pleurales. Cœur non œdémateux, jaunâtre : ecchymoses sur le péricarde viscéral. Valvules normales, pas d'hypertrophie ni de dilatations des ventricules. Aorte normale.

Tête : Hématome supraperiostal. Sang liquide et caillots dans le tissu cellulaire. Diploé normal. Cerveau pâle. Pas d'œdème des méninges. Substance cérébrale parsemée d'ecchymoses.

Muscles décolorés.

Placenta : 900 grammes. Il devait peser davantage immédiatement après l'expulsion. Cordon œdématié.

Au microscope. — Le liquide d'ascite contient des globules rouges, beaucoup de leucocytes, quelques cellules endothéliales,

Sang : Le rapport des globules rouges aux globules bancs est comme 3 est à 1.

Foie : Dans chaque lobule, on trouve un petit lymphome massif : ils sont ordonnés suivant une disposition radiaire par rapport à la veine centro-lobulaire.

Moelle des os : Composée presque uniquement de leucocytes et de quelques globules rouges.

Placenta : Prolifération du tissu conjonctif de la villosité; épithélium disparu par places ; pas d'espaces lymphatiques périvilleux.

Les capillaires renferment beaucoup de leucocytes.

Cette observation, publiée en 1888, à l'occasion d'un travail de Sanger sur la leucémie fœtale, avait été présenté, en 1881, à la Société Obstétricale de Leipzig, et avait été l'objet d'une discussion à laquelle prirent part, en particulier, Hennig et Landmann. Ces auteurs insistaient sur le rôle étiologique de la syphilis et la ressemblance des préparations du foie avec celles d'un foie de syphilis congénitale. Sanger put leur répondre que les cellules vues dans le foie et la rate ne ressemblaient pas à des cellules conjonctives jeunes, mais étaient sûrement des leucocytes ; il admettait l'influence pénible d'une hérédité spécifique d'un type spécial, en raison des caractères d'ostéochondrite syphilitique, que présentaient les épiphyses.

Observation XXXIX

Ballantyne, Hydropisie du fœtus *(Edimburg Medical Journal*, 1892).

Femme âgée de trente-sept ans, ayant des antécédents obstétricaux intéressants à rapporter : les deux premières grossesses ont été normales et menées à terme, les enfants en sont encore vivants. Les troisième, quatrième, cinquième, sixième et septième grossesses se terminèrent prématurément entre le sixième et septième mois. Les enfants étaient mort-nés dans tous ces cas. La huitième grossesse se termina aussi entre le sixième et le septième mois et on nota que le placenta présentait des lésions étendues. Pendant la neuvième grossesse, la malade prit du chlorate de potasse dans l'espoir de prolonger sa grossesse à terme et d'avoir un enfant vivant; mais entre le huitième et le neuvième mois, les douleurs apparurent prématurément et la malade accoucha d'un enfant du sexe masculin, présentant un œdème généralisé. L'accouchement fut facile et rapide, et se termina spontanément avant même l'arrivée du médecin. Il y avait eu une hydramnios très abondante. Le cœur de l'enfant battit quelques minutes après la naissance, mais les mouvements respiratoires ne s'établirent pas. Le placenta était large, pâle, œdématié. Les suites de couches furent normales, et il n'y jamais d'albumine.

Dans la suite, la malade redevint enceinte une dixième fois et mit au monde, à terme, un enfant hydropique, qui vécut vingt minutes.

Onzième grossesse : Accouchement prématuré à sept mois, enfant mort et macéré.

La douzième grossesse se termine à huit mois par la naissance d'un fœtus hydropique. Les mouvements fœtaux avaient été sentis encore la veille du jour de l'accouchement; celui-ci fut marqué par une hémorragie, au début du travail, qui nécessita un tamponnement vaginal. Hydramnios abondante à la rupture des membranes; un pied (le droit), est abaissé, mais les tractions exercées sur lui déchirent le tégument au niveau de la cheville. L'extraction fut facile.

Délivrance et suites de couches normales.

La malade et son mari présentaient un état anémique très accentué. Pas trace de néphrite. Un examen très soigneux, au point de vue de la syphilis, ne put mettre en évidence aucun symptôme de cette maladie ni chez elle, ni chez son mari.

(Le frère de cette femme, anémique lui aussi, a épousé une femme très bien portante qui devint six fois enceinte et avorta à chaque grossesse. La septième grossesse alla à terme et se termina par l'expulsion d'un enfant œdématié.)

Les autopsies rapportées sont celles des enfants des neuvième et douzième grossesses.

Premier cas. — Abdomen distendu. Anasarque généralisée. Aspect brillant de la peau sur tout le corps. Bouche entr'ouverte, saillie de la langue entre les lèvres. Œdème des mains et des pieds. Anasarque surtout marquée au thorax, à l'abdomen, au scrotum et aux cuisses. Cordon ombilical œdématié. On ne peut sentir les os, ni les sutures du crâne. Ascite abondante. Pas d'anomalies. Longueur, 43 centimètres. Circonférence de l'abdomen, 40 cm. 5.

Placenta, 17 à 19 centimètres de diamètre, mesurant par places 5 centimètres d'épaisseur. Insertion excentrique du cordon. Surface utérine pâle, anémique, d'aspect gélatineux. Le tissu placentaire est friable; une grande quantité de liquide en a coulé dans le récipient où on l'avait placé. Amnios normal. Chorion épaissi. Cordon épais, blanchâtre.

Examen macroscopique. — L'auteur a utilisé la méthode des coupes congelées.

Colonne vertébrale et canal rachidien normaux. Cuir chevelu très infiltré. Ossification normale des os du crâne ; pas de distension des ventricules du cerveau. Pas d'hydrocéphalie.

Effusion sanguine dans la faux du cerveau et la tente du cervelet, due plutôt à la maladie du fœtus qu'à une compression de la tête pendant l'accouchement.

Thymus, thyroïde normaux.

Thorax : Dimensions un peu inférieures à la normale, mais proportionnées entre elles.

Epanchement péricardique.

Cœur normal. Valvules et orifices normaux, autant qu'on en peut juger, car la coupe a malheureusement passé juste au niveau du trou de Botal. Canal artériel normal. Le myocarde paraît un peu pâle.

Poumons atélectasiés. Epanchement pleural bilatéral. Trachée et œsophage normaux.

Canal thoracique normal.

Abdomen distendu par une ascite abondante, de coloration jaune, qui a refoulé les viscères en haut et en arrière. Vaisseaux ombilicaux normaux.

Foie un peu pâle. Vésicule contenant un peu de bile. Rate augmentée de volume, de forme plus quadrangulaire que d'habitude. Pancréas normal, œdématié. Intestin normal, refoulé en haut et en arrière. Gros intestin de calibre plutôt petit.

Surrénales un peu pâles. Reins de petit volume. Situation normale.

Œdème marqué des organes génitaux externes. Hydrocèle bilatérale. Urètre perforé.

Muscles pâles. Œdème gélatineux du tissu cellulaire souscutané.

Examens microscopiques. — Ils ont été rendus difficiles en raison de la congélation, mais en les comparant avec ceux d'enfants normaux congelés, on a pu mettre en évidence les particularités suivantes :

Aspect spongieux du tissu cellulaire sous-cutané et du tissu musculaire.

Les coupes du foie ne donnèrent pas de résultat satisfaisant, en raison des altérations subies par la congélation. Les cellules du foie étaient incomplètement formées et, au milieu d'elles, se trouvaient beaucoup de globules blancs. Bien que l'auteur n'ait jamais constaté une aussi grande quantité de lymphocytes dans le foie normal d'un enfant à terme, il ne pense pas qu'ils soient, dans ce cas, assez nombreux, pour constituer un état lymphatique du foie.

Mêmes remarques à propos de la rate.

Poumons, intestins, surrénales de structure normale, en dehors d'un aspect anémique, noté à leur propos comme pour les autres viscères.

Reins normaux; augmentation du tissu conjonctif dans le rein gauche, mais pas assez marquée pour être considérée comme la cause de l'œdème.

Deuxième cas. — Même état d'anasarque généralisée, avec distension abdominale, comme dans le premier cas. Œdème surtout marqué à la tête et aux jambes. Pied droit en partie arraché à la cheville : — fait qui démontre la friabilité des tissus, — car on n'avait pas exercé de traction considérable. Congestion en apparence plus marquée au siège et à la jambe gauche que sur le reste du corps, en raison de la présentation du siège.

Poids, 1.300 grammes. Longueur, 35 centimètres. Circonférence de l'abdomen, 26 cm. 2. Circonférence du thorax, 24 cm. 5.

Placenta blanchâtre. Face maternelle divisée en lobes nettement séparés. Sur un bord du placenta se sont faites deux grosses hémorragies; elles ne ressemblent pas aux infarctus hémorragiques habituels; les hémorragies ont vraisemblablement provoqué le travail prématuré.

Placenta de forme ovalaire ; diamètre, 13 centimètres sur 20 centimètres; épaisseur, 4 centimètres.

Examen macroscopique. — Même aspect que pour le cas précédent.

Colonne vertébrale normale, ainsi que le canal rachidien.

Infiltration du cuir chevelu et du péricrâne. Méninges pâles, mais normales. Encéphale également pâle. Circonvolutions cérébrales normales. Pas de distension des ventricules.

Développement normal du larynx, de la trachée, du pharynx et de l'œsophage.

Thymus un peu pâle, 1 cm. 5 sur 1 cm. 8 et 8 millimètres d'épaisseur.

Péricarde : 2 centimètres cubes de liquide.

Cœur : Cavités et valvules normales. Trou de Botal ouvert. Canal artériel normal. Cellules musculaires du cœur un peu pâles.

Epanchements pleuraux : 2 centimètres cubes à gauche et 10 centimètres cubes à droite. Poumons très pâles.

Canal thoracique normal.

Abdomen : Ascite, 150 centimètres cubes. Liquide contenant 0,087 de matières protéiques (surtout de l'albumine et une petite quantité de globuline) ; contient aussi des pigments biliaires.

Le culot, examiné au microscope, est fait de cellules endothéliales et de cristaux acides de bilirubine groupés en étoile.

Rien de spécial n'est noté à propos de l'estomac, de l'intestin grêle et du gros intestin.

Foie de forme normale, mesurant 8 cm. 7 sur 5 cm. 7 et 3 cm. 8 d'épaisseur. Tissu pâle à la coupe. Rate normale, également pâle. Reins normaux de situation et de forme ; eux aussi très pâles. Surrénales : Situation normale, 2 cm. 2 sur 2 cm 1 et 1 cm. 2 d'épaisseur. Vessie vide. Artère hypogastrique et ouraque normaux. Organes génitaux externes très œdématiés, surtout la grande lèvre du côté droit. Utérus, ovaires et tempes normaux.

Aucune lésion syphilitique évidente.

Examens microscopiques. — Peau : Les papilles du derme ne sont pas encore bien marquées. Beaucoup de follicules pileux et de glandes sébacées sont en voie de développement.

Dans le tissu cellulaire sous-cutané beaucoup de cellules lymphatiques en rapport, sans doute, avec la formation du tissu connectif. Les lobules adipeux sont aussi nombreux que chez l'enfant à terme.

Muscles : Striation bien marquée des fibres. Grand nombre de cellules lymphatiques entre les fibres.

Poumons atélectasiés, en dehors de quelques lobules perméables.

Thymus, myocarde normaux, présentant seulement un état anémique.

Foie : La disposition lobulaire des cellules hépatiques autour de la veine centrale est cachée par la présence d'un grand nombre de cellules lymphatiques. Les vaisseaux sanguins ont des parois un peu plus minces que normalement. Les cellules du foie ne sont pas aussi régulièrement polygonales que d'habitude. Capsule normale. L'organe, dans son ensemble, présente un état d'anémie.

Rate : Pas d'augmentation du tissu trabéculaire, mais grand nombre de cellules lymphatiques. Globules rouges en voie de formation en petite quantité.

Reins : Etat d'anémie marquée. Glomérules et tubes normaux.

Surrénales normales.

Placenta : La principale lésion consiste dans la structure des villosités, qui sont beaucoup plus volumineuses qu'on ne le voit d'habitude dans un placenta de six mois. L'augmentation de volume est due principalement à l'œdème et, en certains points, elle est due aussi à l'augmentation du tissu conjonctif.

L'épithélium, qui recouvre les villosités, est normal, peut-être un peu œdématié.

Les vaisseaux sanguins semblent normaux, mais il y a des signes d'anémie évidents sur toute l'étendue du placenta.

Vaisseaux ombilicaux normaux.

L'auteur reconnaît la ressemblance de ces deux cas avec ceux de Klebs et de Sanger, qui ont, dans les leurs, conclu à une leucémie, mais il fait observer que l'infiltration lymphoïde était loin d'être aussi marquée dans les deux cas présentés.

Observation XL

Siefart, Œdème du placenta et leucémie fœtale (*Americ. Journ. of Obstetrics*, 1899).

Mère IV pare. Trois accouchements antérieurs normaux.

Dans le cours de la quatrième grossesse, albuminurie très abondante et symptômes de néphrite aiguë assez graves pour faire poser l'indication d'un accouchement prématuré provoqué.

L'enfant mourut peu après la naissance : il était œdématié, ainsi que le placenta, qui était volumineux et spongieux. L'examen du sang maternel montra un état d'hydrémie ; celui du fœtus contenait une quantité extrêmement abondante de globules blancs.

Placenta, 2.250 grammes. Villosités très volumineuses. Espaces intervilleux réduits, contenant peu de sang. Stroma des villosités œdématié avec épaississement de la paroi des capillaires.

L'auteur pense que les lésions placentaires et l'œdème du fœtus sont sous la dépendance d'une néphrite de la mère.

Observation XLI

Schridde, Hydropisie fœtale généralisée (*Munch. Med. Woch.*, 1910).

L'auteur réunit dans une même description trois cas d'œdème généralisé du fœtus, qu'il a été à même d'observer, et dans lesquels les autopsies ont donné des résultats concordants en tous points. Dans tous ces cas, le placenta et le cordon étaient œdématiés. L'ascite, dans un cas, était de 550 centimètres cubes ; dans un autre, de 615. Epanchements pleuraux (de 30 centimètres cubes dans un cas). Epanchements péricardiques.

Rate : L'autopsie montre surtout une augmentation constante du volume de la rate qui, dans un cas, allait du diaphragme à la symphyse. Elle pesait 27 grammes, dans une observation. A la coupe, nulle part on ne pouvait voir de corpuscules de Malpighi; le parenchyme est gris rougeâtre à la coupe.

Foie : Le foie n'est pas augmenté dans la même proportion. Chez deux des nouveau-nés, son poids était de 140 à 160 grammes, alors que, normalement, il est de 115 à 135. Dans le premier cas seulement, qui possédait aussi la plus grosse rate, on trouve une augmentation considérable : 250 grammes. Coloration brunâtre du parenchyme à la coupe. A un examen attentif, on note de petites traînées, très serrées, très petites, régulièrement distribuées sur tout l'organe.

Reins : Sur les reins, qui ne présentent rien de remarquable dans leur grosseur et leur aspect, on remarque, dans un cas, des foyers très visibles, petits et gris rougeâtre, qui se trouvent à la limite de la capsule et du parenchyme.

Ganglions mésentériques : Dans toutes les observations, grosse augmentation des ganglions mésentériques.

Cœur : Des organes thoraciques, seul le cœur est intéressant. Dans toutes les observations, il existait une forte hypertrophie, qui intéressait surtout les parois du cœur gauche et du cœur droit.

Vaisseaux : Du côté des vaisseaux, qui ont été examinés très soigneusement, on n'a noté aucune modification de structure, ni rétrécissement, ni dilatation.

Thymus : Dans un cas, il était très petit, mais ne présentait rien de spécial.

Moelle des os : Couleur gris rougeâtre. Pas d'altérations pouvant faire soupçonner la syphilis, ni dans les os, ni dans les autres organes.

Les examens microscopiques sont concordants dans les trois observations.

Rate composée presque exclusivement de tissu myéloïde, auquel les cellules de la pulpe servent de charpente lâche. Foyers d'érythroblastes à protoplasma basophile et avec des figures de segmentation ; à côté, grands amas de cellules formées soit exclusivement de myéloblastes, soit de myélocytes neutrophiles et d'éosinophiles. Quelques cellules migratrices de la moelle des os. Le tissu lymphatique est évidemment encore incomplètement développé. Assez souvent, les cellules de la pulpe sont chargées de pigments ferriques.

Foie : Dans le foie dominent les amas d'érythroblastes, surtout dans un cas où la fonction hématopoiétique du foie semble très forte; on remarque que la région périporale et les parties avoisinantes sont remplies de ces amas serrés. Les cellules myéloïdes sont disposées comme dans la rate.

A côté de cet aspect du sang, on remarque dans le foie de l'hémosidérose, qui était très marquée dans deux cas. Toutes les cellules du foie sont imprégnées de pigments ferriques.

En dehors du foie et de la rate, on ne trouve pas d'amas d'éléments sanguins qu'on puisse reconnaître ; on en trouve quelquefois dans le rein, à la limite de la capsule et du parenchyme, surtout au niveau des artères arciformes et des artères interlobaires. Leur disposition est analogue à ceux du foie et de la rate.

Placenta et cordon œdématiés, pas de lésions inflammatoires.

Recherche négative du spirochète dans tous les organes.

L'auteur insiste sur l'état anormal de la composition du sang, qu'il rattache à un état anémique. Il élimine, au point de vue étiologique, l'influence possible de la syphilis et se demande quelle part il faut faire à la néphrite maternelle qui existait dans deux cas.

Observation XLII

Nyhoff, Pathologie de l'œdème généralisé du fœtus *(Centralblatt für Gyn.*, 1911).

Fille mort-née (mère non syphilitique).

Poids : 2.640 grammes. Longueur : 42 centimètres. Circonférence de la tête : 29 centimètres. Circonférence de l'abdomen : 36 centimètres.

Les téguments du ventre et du dos sont couverts de pétéchies. Œdème du tronc, de la tête et des extrémités. Ascite : Hydrothorax à droite ; hydropéricarde.

Cœur normal, 19 grammes. Poumons vides d'air, 19 grammes. Gros foie, 165 grammes ; grosse rate, 32 grammes ; thymus, 2 gr. 1.

Au microscope : Leucocytose considérable dans tous les organes (pas d'hyperplasie lymphoïde de la rate, cependant). Il n'y a pas d'éléments suffisants pour affirmer la leucémie fœtale.

Placenta œdématié, friable, mesurant 21 centimètres sur 16 et 5 d'épaisseur. Poids : 1.240 grammes. Cordon œdématié, friable, plus gros qu'un doigt.

Observation XLIII

Fischer, Œdème généralisé du nouveau-né *(Deutsche Medizinische Wochenschrift*, 1912).

Mère V pare, sans antécédents particulier. Le troisième enfant est mort-né.

Femme de petite taille peu développée. Urines présentant des traces d'albumine, pas de cylindres. Rien au cœur. Pression, 110.

3 février 1911. — Accouchement, prématuré, spontané, d'un enfant du sexe masculin, pesant 1.830 grammes, mort quelques minutes après la naissance. Longueur : 41 centimètres. Œdème du placenta. Poids : 1.730 grammes.

La mère avait eu de l'hydramnios. On avait posé une indication d'accouchement provoqué en raison de sa marche rapide quand le travail s'est déclaré. Les suites de couches ont été normales. Wassermann négatif.

Autopsie de l'enfant. — Œdème du cordon. Œdème généralisé à tout le corps sans qu'on détermine de godet. Dans l'abdomen, 20 centimètres cube d'ascite claire.

Poumons rétractés et atélectasiés. Suffusions sanguines sur le péricarde et le thymus. Epanchement péricardique, 15 centimètres cubes. Pas d'épanchements pleuraux.

Cœur normal, valvules intactes, trou de Botal ouvert. Rien à l'examen histologique.

Foie : 40 grammes. Surface rugueuse, traînées blanchâtres sur la surface de coupe. Couleur sombre du parenchyme ; consistance augmentée.

Dimensions : 7 cm. 5, sur 4 cm. 5 et 3 cm. 5 d'épaisseur.

Epaississement de la capsule.

Au microscope : Augmentation du tissu interstitiel autour des espaces portes ; peu d'infiltration cellulaire. Le parenchyme est parsemé de foyers hémorragiques au voisinage des vaisseaux, à la périphérie des lobules La constitution de ces foyers n'a rien de spécial. Seul, leur nombre est véritablement étonnant : le parenchyme est comprimé par eux, réduit par places à des traînées de cellules minces, parfois interrompues. A la périphérie du lobule, les cellules sont pigmentées et présentent de l'hémosidérose. Dans ces foyers sanguins, on trouve des érythroblastes et de grandes cellules à noyau arrondi, bien coloré, à protoplasma non granuleux. Peu d'éosinophiles. Pas de dégénérescence graisseuse.

Rate : 30 grammes, grosse, rouge, violacée. On n'y trouve ni corpuscules de Malpighi, ni parenchyme lymphatique habituel ; elle est composée d'un tissu myéloïde et renferme des cellules analogues à celles trouvées dans le foie ; pas de cellules à pigments.

Reins : Dimensions normales, parenchyme mou, congestionné. Démarcation nette entre les substances médullaire et corticale, traînées rougeâtres à ce niveau.

Au microscope : Aspect du rein normal à terme. Entre les zones medullaire et corticale, foyers sanguins périvasculaires. Les cellules de l'épithélium des tubuli contorti ne sont ni pigmentées. ni graisseuses : leurs noyaux sont bien colorés ; pas de foyers hémorragiques dans la substance médullaire.

Surrénales : Rien de particulier, ni macroscopiquement, ni histologiquement.

Sang : Globules rouges nucléés nombreux.

Moelle des os : Rien à signaler; quelques globules rouges nucléés; myéloblastes; quelques cellules à granulations éosinophiles.

Thymus : Cellules éosinophiles dans la substance corticale.

Epiphyses normales.

Recherche négative du spirochète dans le foie, la rate, le pancréas.

Observation XLIV

Fischer, Œdème généralisé du nouveau-né (*Deutsche Med. Woch.*, 1912).

Mère secundipare. Premières couches normales, e nfant vivant. Deuxième accouchement le 14 avril 1911.

Femme de grande taille, pas très développée, un peu pâle. Aux membres inférieurs, varices et œdèmes. Rien aux poumons ni au cœur.

Urines : Albumine, pas de sucre.

Wassermann positif : Peu d'anamnestiques en dehors de ce signe pouvant faire penser à la syphilis.

Autopsie de l'enfant. — Mort trente minutes après la naissance. Poids : 2.430 grammes. Placenta œdématié.

Œdème du tissu cellulaire sous-cutané et du tissu adipeux. Œdème du scrotum. Circulation veineuse sur la paroi thoracique. Dans l'abdomen : 25 centimètres cubes d'ascite claire.

Poumons un peu rétractés, contiennent de l'air. Petit épanchement dans les plèvres et le péricarde. Petites ecchymoses sous-péricardiques.

Cœur volumineux. Trou de Botal ouvert. Ventricules normaux, myocarde pâle.

Œdème des replis ary-épiglottiques. Thymus : Pas de foyers hémorragiques. On y trouve des éosinophiles.

Surrénales : Grandes et hémorragiques. Au microscope : Petits foyers hémorragiques dans la substance médullaire.

Rate grosse, 45 grammes. Consistance ferme, couleur rouge

violacé. Comme dans le premier cas, absence des éléments lymphatiques habituels.

Reins : Normaux d'aspect. Substance corticale augmentée de hauteur; limites peu nettes des substances corticale et médullaire; celle-ci est claire, parsemée de traînées rouges faites par les vaisseaux; on note de petites hémorragies. Au microscope, ces lésions se montrent sous l'aspect de foyers hémorragiques dans la substance corticale, pas de pigmentation des cellules épithéliales.

Foie : 160 grammes. Coloration brun verdâtre, uniforme à la coupe ; parenchyme jaune et congestionné. Cà et là, on voit quelques traînées rougeâtres surtout autour des vaisseaux. Au microscope, comme dans le premier cas, coloration ictérique des cellules hépatiques, hémosidérose.

Cirrhose plutôt interlobulaire que périportale. Il y a encore plus de foyers hémorragiques que dans le premier cas; les cellules hépatiques sont comprimées par eux. On y trouve aussi des cellules éosinophiles avec un noyau arrondi et un peu pâle.

Tube digestif : Pas d'adhérences. Rien de spécial à l'examen; masse en forme de boudin dans l'iléon et le jejunum formée par du méconium. Dans la muqueuse de la paroi de l'iléon qui est mince, suffusions sanguines de la dimension d'une tête d'épingle.

Muqueuse gastrique normale, ainsi que celle du cholédoque.

Pancréas normal.

Vessie contractée. Muqueuse normale. Œdème de l'espace périvésical.

Cerveau : Rien à noter.

Lignes épiphysaires normales.

Pas de lésions de la paume des mains ni de la plante des pieds.

Sang : Grande quantité de globules nucléés dans le sang des différents organes. Erythroblastes, surtout basophiles. Nombreuses figures de kariokynèse. 50 pour 100 des éléments figurés du sang sont des globules rouges nucléés et des érythroblastes. Les autres sont probablement des myéloblastes. Très peu de lymphocytes.

Recherche négative du spirochète dans tous les organes.

Observation XLV

Sauvage, Œdème généralisé du fœtus, Congrès de Lille 1913 (in *Annales de Gynécologie*, 1913).

Femme de quarante-quatre ans, n'ayant eu aucune maladie infectieuse et dont la santé habituelle est satisfaisante, en dehors d'une lassitude générale et des crises fréquentes de céphalée qui ont été mises sur le compte d'un état anémique. Par contre, trois grossesses précédentes ont déterminé des accidents caractérisés par des œdèmes et l'impossibilité de continuer les occupations pénibles auxquelles cette femme est toujours astreinte.

Le premier accouchement s'est terminé en 1898 par la naissance d'un enfant vivant qui fut extrait par une application de forceps laborieux et mourut en quelques heures.

Les deux grossesses suivantes (1908 et 1910) ont été interrompues par la mort de l'enfant qui fut expulsé après un certain temps de rétention, respectivement, dans le courant du septième et du huitième mois après les dernières règles. Le père de ces deux derniers enfants est le même que pour la grossesse actuelle.

Cette malade, IV pare, par conséquent, a eu ses règles du 10 au 16 mai 1911 et vint accoucher prématurément dans le service de M. Potocki, le 4 janvier 1912. La gestation était au huitième mois. A l'entrée, l'attention est attirée par la présence d'une grande quantité d'albumine (8 grammes par litre) et de l'œdème très marqué des membres inférieurs, de la paroi abdominale et de la région lombaire. L'infiltration, bien que moins apparente, était étendue au tissu cellulaire sous-cutané du reste du corps ; la face était légèrement bouffie : œdème du dos de la main, téguments blafards.

Travail de quatorze heures ; rupture des membranes à la dilatation complète, ne donnant issue qu'à une faible quantité de liquide amniotique d'aspect normal.

L'accouchement fut marqué par un incident dû à l'excès du volume du tronc : après expulsion spontanée de la tête, la sage-femme qui surveillait le travail ne parvint pas à extraire les jambes et, c'est seulement après avoir placé la malade en position obstétricale, que des tractions sur la tête, dirigées très en bas, permirent d'amener l'épaule antérieure hors de la vulve. Il fallut de plus abaisser et dégager successivement les bras. L'extraction du tronc nécessita encore des tractions soutenues. L'enfant pèse 3.200 grammes, mesure 46 centimètres de longueur ; il présente de l'œdème généralisé et meurt après quelques inspirations.

Délivrance spontanée vingt minutes après. Le placenta a un aspect cérébriforme spécial, lavé, fortement œdématié avec des cotylédons séparés par des sillons profonds, 985 grammes.

Suites de couches : Température entre 37 et 38°9 les six premiers jours. Débris de membranes ramenés par des injections intra-utérines. Polyurie de 2 à 3 litres les seize premiers jours, puis 1.000 à 1.500 grammes. Tension entre 14 et 16 (Potain). Légères épistaxis, céphalée persistante. Diminution lente de l'œdème qui disparaît au bout de quinze jours. Deux mois après son départ, la malade présente de l'œdème des malléoles. Tension, 14. Elle se plaint de fatigue générale et de dyspepsie.

Autopsie de l'enfant. — Aspect typique d'hydropisie généralisée. Abondante infiltration de liquide séreux, clair, dans tout le tissu cellulaire sous-cutané, mains et pieds compris. On peut recueillir 200 grammes de liquide pour analyses. Liquide abondant dans le péritoine et le péricarde. Infiltration sanguine dans les parties molles de la région antérieure du cou surtout au niveau des sillons de flexion de la tête, sans doute déterminée par les manœuvres nécessaires pour extraire le tronc.

Foie très gros, dur, de coloration foncée, 180 grammes.

Rate grosse : 45 grammes, très dure, périsplénite plastique ancienne.

Reins plutôt petits, 18 grammes les deux ; lobulation très marquée ; couche corticale mince et pâle. Substance médullaire foncée d'aspect rouillé.

Surrénales volumineuses, 6 grammes ensemble avec un grand nombre de petits nodules adénomateux.

Estomac petit, intestin présentant à la fin de l'iléon des plaques tuméfiées et congestionnées.

Organes génitaux : Œdème des bourses, hydrocèle, testicules normaux.

Cœur volumineux, pâle et mou, 20 grammes.

Thymus, poumons normaux.

Crâne : Sérosité rougeâtre abondante dans tout le tégument, piqueté et hémorragies lenticulaires du périoste, méninges molles, œdématiées et congestionnées, épaissies légèrement dans leur ensemble, ventricules nettement dilatés, plexus choroïdes volumineux, œdématiés et congestionnés.

Aucune malformation viscérale.

Examen histologique. — Foie : Abondance considérable de nids hématopoiétiques avec très nombreuses hématies polynucléées qu'on retrouve du reste fréquemment dans les capillaires. Sclérose péricellulaire diffuse. La plupart des cellules hépatiques sont à l'état sombre avec une surcharge ferrique des plus marquées. Pas de lésions de vaisseaux. Espaces portes et sous-hépatiques normaux, œdème interstitiel du tissu conjonctif des grands espaces.

Rate : Structure modifiée, congestion des veines et du sinus au point que le tissu splénique paraît constitué par des sinus séparés par des fibroblastes, parmi lesquels on trouve des nids de cellules mononucléaires avec macrophages prédominants.

Comme dans le foie, très nombreuses hématies nucléées. Réduction extrême de la pulpe. Les cordons folliculaires et les corpuscules de Malpighi n'existent plus que sous forme d'amas irréguliers. En somme, réaction fibroblastique intense et macrophagie.

Reins congestionnés ; infiltration leucocytaire mononucléaire marquée par places, le plus souvent diffuse. Quelques hémorragies interstitielles. Le sang contenu dans les vaisseaux est particulièrement riche en leucocytes.

Thymus : Dans chaque lobule zone centrale claire plus étendue que normalement aux dépens de la zone périphérique foncée, qui fait défaut par places et laisse la zone claire affleurer la capsule.

Thyroïde normale.

Surrénales : Spongiocytes abondants. Quelques amas leucocytaires.

Intestin : Tissu adénoïde très développé, quelquefois jusque dans le tissu des villosités. Les vaisseaux lymphatiques sont très souvent injectés de leucocytes.

Cœur : Œdème interstitiel, par places assez marqué, avec infiltration leucocytaire discrète.

Encéphale : Méninges congestionnées, deux ou trois gros vaisseaux sus-épendymaires ont leur gaine lymphatique remplie de leucocytes mononucléaires. Plexus choroïdes œdématiés et congestionnés.

Os, ossification : Ligne de révulation régulière, petits îlots irréguliers de tissu ostéoïde dans les travées osseuses, très loin de la ligne d'ossification. Moelle osseuse très active, semble-t-il, paraissant répondre au type normal chez le nouveau-né.

Placenta : Œdème des villosités.

Examens biologiques. — Chez l'enfant : Wassermann négatif dans le sang du cordon et la sérosité du tissu cellulaire sous-cutané.

Recherche négative des tréponèmes à l'ultramicroscope dans le foie et la sérosité sous-cutanée. Recherche également négative des tréponèmes dans les organes par la méthode de Levaditi.

Analyse chimique de la sérosité de l'œdème : Chlorures, 6 gr. 69 : urée : 0 gr. 421 par litre.

Recherches chez la mère : Wassermann négatif avec le sérum du sang de ventouses scarifiées.

Analyse contemporaine de sérum sanguin prélevé par ponction veineuse et de l'urine éliminée en vingt-quatre heures.

Urines : Urée, 24 gr. 50 ; acide urique, 0 gr. 685 ; chlorures, 13 gr. 80 par litre. Traces d'albumine.

Sérum : Urée, 0 gr. 205 ; chlorures, 5 gr. 885 par litre.

Perméabilité rénale au bleu : Début de l'élimination au bout de deux heures ; maximum à la quatrième heure, éclipse à la cinquième heure, élimination décroissante à la quarante-deuxième heure ; deuxième maximum à la septième heure.

D'après l'auteur, qui a fait des recherches sur la composition chimique du sang de l'enfant normal et a trouvé dans le sérum normal 5 gr. 11 à 5 gr. 77 de chlorures, on peut conclure que la proportion des chlorures était nettement augmentée dans le sang total et surtout dans le liquide d'œdème comparé au sérum. Cette hyperchloruration est peut-être à mettre sur le compte des lésions importantes du foie, de la rate et des reins.

OBSERVATION XLVI

SAUVAGE, Œdème généralisé du fœtus (*Congrès de Lille*, 1913).

Femme de trente et un ans, sans antécédents particuliers. Une grossesse précédente s'est terminée par un avortement à trois mois.

Grossesse actuelle : Dernières règles fin mars 1911. A partir d'octobre, le ventre augmente de volume de façon anormale, lentement d'abord, et ce n'est que quand l'abdomen est devenu gros, volumineux que la malade entre dans le service du Dr Potocki, le 7 novembre 1911.

A ce moment, hauteur utérine 38 centimètres, ventre distendu. Circonférence ombilicale 96 centimètres. Signes d'hydramnios, fluctuation et ballottement fœtal exagéré. Les jours suivants, malgré le régime lacté, le volume du ventre et de l'utérus augmente.

Le 15 janvier, circonférence ombilicale, 111 centimètres.

Hauteur utérine, 53 centimètres. Œdème de la paroi abdominale et des membres inférieurs. Albumine, 0 gr. 30. Le même jour, apparition des contractions utérines douloureuses. Marche lente du travail malgré la rupture artificielle précoce des membranes; on recueille 6 l. 250 de liquide amniotique. Après trente-six heures de contractions douloureuses, de dilatation complète, tête orientée en OIDP, mal fléchie.

Application du forceps à la partie supérieure de l'excavation. Difficultés pour le dégagement des épaules. Extraction d'un enfant pesant 4.880 grammes, qui meurt après quelques inspirations. Délivrance artificielle immédiate.

Placenta : 900 grammes, très œdématié.

Disparition rapide de l'œdème. Albuminurie disparue le douzième jour.

Autopsie de l'enfant. — Hydropisie généralisée moins prononcée que pour le premier cas.

Ventre très augmenté de volume, circonférence ombilicale, 39 centimètres. Ascite abondante, épanchement de liquide clair dans les plèvres.

Foie : Congestion veineuse intense. Capillaires très peu visibles, fréquemment interrompus par des cellules hépatiques volumineuses et toutes, sauf rares exceptions, à l'état clair. Nombreux foyers hématopoiétiques (myélocytes acidophiles très abondants). Infiltration des espaces portes par des polynucléaires et des lymphocytes.

Rate : Manifestement en état d'hypoplasie. Pas de cordons folliculaires. Corpuscules de Malpighi très réduits. Congestion intense par places. Réaction fibroblastique marquée. Polynucléaires et myélocites acidophiles nombreux. Réaction macrophagique.

Rein : congestion marquée. Dans le tissu conjonctif du bassinet, œdème et petits foyers leucocytaires avec éléments de plusieurs sortes, prédominance de mononucléaires.

Surrénales et thymus normaux.

Recherches biologiques. — Fœtus : Wassermann négatif dans le sang du cordon.

Recherche négative des tréponèmes par la méthode de Levaditi (foie, rate, poumon).

Wassermann négatif chez la mère.

II. — ANOMALIES ET LÉSIONS

TROUVÉES PRINCIPALEMENT AU NIVEAU DU PLACENTA ET DU CORDON

1° LÉSIONS DU PLACENTA

A. PLACENTAS DE GROSSESSES GÉMELLAIRES UNIVITELLINES

Observation XLVII

Lamouroux, *Société d'Obst. de Paris*, 18 mai 1899. — Thèse de Jais, 1899.

IV pare. — Hydramnios aiguë à quatre mois. Avortement gémellaire à cinq mois. Grossesse univitelline.

R..., 22 ans, IV pare. Dernières règles 20-23 mai 1898.

Au début de septembre, augmentation de volume de ventre

très remarquable, on en peut apprécier les progrès d'un jour à l'autre.

Depuis le début d'octobre douleurs dans les membres, dans le bas-ventre et un peu de gêne de la respiration.

L'utérus mesure 49 centimètres. Parois tendues résistantes, fluctuation nette. Pas de parties fœtales perceptibles. Auscultation négative.

Accouchement spontané à cinq mois le 1er novembre.

Un des fœtus est expulsé : il pèse 680 grammes. La masse placentaire le suit, et dans les membranes on trouve un autre fœtus mort et œdématié du poids de 610 grammes.

Masse placentaire unique. Un seul orifice, deux poches amniotiques, dont l'une est énorme. Cloison de séparation à deux membranes.

Sur la face fœtale on ne voit aucune anastomose. Les communications existent cependant mais profondément entre les deux circulations.

Le cordon du fœtus œdémateux présente de nombreuses torsions surtout très marquées en deux endroits près de l'ombilic et en ces deux points existe un rétrécissement très accusé.

Observation XLVIII

Bonnet, Laborderie, et Voituriez, Hydramnios aiguë à forme grave au cours d'une grossesse gémellaire univitelline. — Traitement par la ponction abdominale (*Société d'Obstétrique de Paris*, 1910, II, p. 591).

Cas clinique d'une hydramnios aiguë survenue chez une XII pare de trente-huit ans et chez qui l'examen par le toucher ne faisait pas sentir d'hypertension nette des membranes alors que l'utérus était énorme et tendu au point d'empêcher de sentir la présentation. On pensa à une gémellaire avec inégal développement du fœtus.

En raison de l'état de la malade (dyspnée, cyanose, oppression, augmentation continuelle de volume du ventre), on fait une ponction par l'abdomen qui sembla d'autant plus justifiée, que l'intervention par voie vaginale devait rencontrer l'œuf oligo-amniotique ; on évacua 2 litres de liquide amniotique.

L'accouchement se fit quatre jours plus tard, dans des conditions normales: la première poche des eaux ne contenait que 5 centimètres cubes au plus de liquide: la malade expulsa un premier enfant petit, malingre. A la rupture de la seconde poche des eaux, il s'écoula un flot de liquide suivi d'une expulsion spontanée d'un deuxième fœtus en présentation du siège. Le liquide amniotique recueilli pesait 4.700 grammes.

Le deuxième jumeau est gros, rouge, apoplectique avec un ventre saillant et une tête volumineuse. Il succomba comme son frère en quelques minutes.

L'autopsie montre que la différence de volume des fœtus (610 grammes et 1.250 grammes) tenait pour une large part à l'abondante infiltration des tissus du gros fœtus : sa cavité abdominale renfermait de l'ascite en quantité notable. Malgré cet anasarque les viscères paraissent sains microscopiquement.

Premier fœtus. — Poids : 610 grammes ; rein droit : 2 gr. 8 ; rein gauche : 2 gr. 5 ; rate : 1 gr. 7 ; foie : 43 grammes ; poumons et cœur : 19 grammes.

Hauteur de la pointe du cœur à l'origine de l'aorte : 28 millimètres.

Deuxième fœtus.— Poids : 1.250 grammes ; rein droit : 4 gr. 4 rein gauche : 4 grammes ; rate : 3 gr. 5 ; foie : 42 grammes ; poumons et cœur : 38 grammes.

Hauteur de la pointe du cœur à l'origine de l'aorte : 37 millimètres.

La vessie du gros fœtus possédait une capacité considérable.

Placenta énorme, 1.300 grammes, pâle, œdématié, très friable. Cloison à deux membranes. Cordon du petit fœtus inséré près du bord, celui du gros fœtus infiltré et œdématié a une insertion franchement marginale. Le placenta qui laisse couler spontanément une bonne partie de sa sérosité ne put en raison de sa friabilité être injecté de façon à voir les communications vasculaires interfœtales.

Amélioration rapide de la mère

Observation XLIX

Commandeur et Croizier, Œdème généralisé d'un fœtus dans une grossesse univitelline (*Bulletin de la Société d'Obstétrique de Paris*, 1913.

Résumé de l'observation : *Hydramnios aiguë. Phénomènes de compression ; ponction de l'œuf par le col. Issue de 5.400 gr de liquide. Expulsion de deux jumeaux, l'un de 2.280 grammes présentant de l'œdème généralisé, l'autre de 800 grammes.*

La nommée A..., trente-trois ans, ménagère, entre le 7 janvier à la Maternité de la Charité; IV pare, deux accouchements antérieurs normaux, enfants vivants. Un avortement à deux mois Pas d'antécédents pathologiques.

A son entrée elle serait à six mois un quart de grossesse (D.R du 22 au 26 juin 1912). Utérus volumineux H. U. = 43 centimètres. Circonférence abdominale, 1 m. 05. Utérus tendu donnant la sensation de flot. Pas de parties fœtales perceptibles. Le ventre a augmenté rapidement de volume depuis un mois environ La malade ne peut se tenir qu'assise et présente des troubles respiratoires.

Trois jours après l'entrée le ventre a encore augmenté de volume. Utérus = 50 centimètres. La gêne respiratoire est de plus en plus forte: la malade ne peut dormir. On décide alors de faire la ponction de l'œuf par le col.

Le 10 janvier, ouverture des membranes avec une branche de la pince d'Hégar à travers le col effacé et perméable à un doigt. Segment inférieur hypertendu. On recueille 5 l. 400 de liquide. Après la ponction le fond utérin descend à 33 centimètres.

Vingt minutes après la ponction les contractions utérines apparaissent ; la présentation fœtale devient perceptible. C'est une tête défléchie en présentation du front. Au palper on perçoit un ballottement céphalique au niveau de l'ombilic et des petites parties très nombreuses. Le diagnostic de gémellaire qui était probable s'affirme de plus en plus. Les douleurs se renforcent progressivement et à 5 h. 40 du soir (6 heures après la ponction) la malade expulse en présentation du front un premier fœtus mâle qui est mort-né et pèse 2.280 grammes. Dix minutes après apparaît à la vulve un second fœtus en présentation du siège, recouvert par les membranes; la rupture de celles-ci n'amène la sortie d'aucun liquide (ce deuxième œuf est sec). Le deuxième enfant est également un garçon, mais pesant seulement 800 grammes; il est vivant, mais succombe au bout de quarante minutes.

La délivrance se fait spontanément cinq minutes après, avec présentation de la face maternelle.

Examen du délivre. — Poids : 980 grammes. Le placenta forme une masse unique. Sa forme est ovalaire avec une ébauche de sillon correspondant à peu près à la limite des champs placentaires des fœtus. La cloison de séparation des deux œufs se dirige obliquement par rapport au grand axe des disques placentaires qu'elle croise en X. Elle est constituée par deux membranes.

Le cordon du deuxième jumeau (fœtus maigre) est grêle et s'insère près du bord placentaire. Le cordon du premier jumeau (fœtus œdémateux) est volumineux, moniliforme, irrégulier, avec une gaine de gélatine de Wharton très épaisse et très molle formant des nodosités renfermant des boucles vasculaires. Il s'insère sur la cloison de séparation des deux œufs à laquelle il est fixé par un mésoamniotique. A partir de son insertion sur la cloison et à 4 centimètres de distance de la face fœtale du placenta, le cordon perd complètement sa gaine whartonienne et se trouve réduit à ses vaisseaux et à sa gaine amniotique.

Le champ de distribution des vaisseaux du gros fœtus est très étendu et recouvre environ les deux tiers de la face fœtale. A un examen attentif on découvre deux points d'anastomose vasculaire superficielle.

1° Une anastomose d'artère à artère entre deux fines branches du premier et du deuxième jumeau;

2° Une anastomose d'artère à veine semblant résulter de la piqûre en un même point du chemin d'une artère du deuxième jumeau et d'une veine du premier.

Les deux fœtus pèsent respectivement 2.280 et 800 grammes, soit une différence de 1.480 grammes.

Le plus gros des fœtus qui correspondait à l'œuf hydramniotique présente une infiltration généralisée à tout le corps mais prédominant au crâne, à la face où elle atteint les joues, les paupières, le menton. Le cou est réduit à un sillon linéaire circulaire. Aux membres l'œdème décroît de la racine à l'extrémité, mais il est possible de déterminer un godet d'empreinte sur le dos du pied et de la main ; gros œdème des bourses.

Dans l'abdomen, épanchement ascitique de 275 centimètres cubes.

Pas trace de péritonite. Epanchement minime dans les plèvres. Dans le péricarde il est réduit à quelques gouttes.

Foie : 52 grammes. Surface extérieure lisse, normale à la coupe. Rate normale : 8 grammes.

Reins : 10 grammes chacune, lobulés. Congestion des pyramides.

Surrénales : 3 grammes ensemble. Tissu normal à la coupe.

Œdème marqué du tissu cellulaire sous-pleural.

Cœur : 20 grammes Trou de Botal ouvert. Peu de malformations. Les vaisseaux de la base ont une disposition normale ainsi que les vaisseaux ombilicaux.

Thymus : 5 grammes, normal.

L'examen du sang n'a rien montré de spécial.

Le petit fœtus est maigre, peu développé. L'examen des viscères ne montre rien de particulier, on signale seulement la grande différence de poids du cœur qui pèse 5 grammes, soit le quart de celui du premier fœtus.

Il ne présente d'ailleurs aucune malformation. Les organes sont normaux.

Foie : 50 grammes ; rate : 3 grammes ; cœur : 5 grammes ; reins : 5 et 6 grammes.

Examen microscopique.

Corps thyroïde : Aucune lésion.

Reins : Pas de lésions épithéliales, mais on reconnaît une con gestion intense avec vaso-dilatation des vaisseaux, surtout marquée à l'union des couches corticale et médullaire. Cette lésion est assez nette pour être visible à l'œil sur les coupes. Glomérules et tubes non altérés.

Surrénales : Elles présentent des altérations certaines. Dans la couche corticale, les vaisseaux offrent une dilatation évidente. On les voit pénétrer de la zone capsulaire périphérique dans cette couche sous forme de boyaux distendus par des globules rouges. Les cellules corticales ont subi de ce fait une dislocation qui leur a fait perdre en grande partie leur ordonnance régulière. Elles sont comme tassées par refoulement. Leur noyau a perdu son aspect vésiculeux, se colore plus fortement et les limites cellulaires sont beaucoup moins nettes. Dans la couche médullaire, les lésions sont plus accentuées encore : autour des veines centrales l'ordonnance en cordon des cellules est complètement bouleversée et sur certains points entièrement méconnaissable. Au sein d'un tissu gorgé de globules rouges qui apparaît comme le résultat d'une énorme dilatation des vaisseaux, les cellules médullaires se montrent sous forme de masses irrégulières isolées ou groupées par deux ou trois, plus ou moins rapprochées les unes des autres. Elles ont un aspect fortement granuleux, se colorant de façon intense ; dans leur intérieur le noyau peu colorable est difficile à distinguer. En se rapprochant de la périphérie la dislocation cellulaire est moindre et l'aspect passe par transition progressive à celui que nous avons décrit pour la couche corticale. Dans la zone intermédiaire, en effet, la disposition des cordons est encore nettement reconnaissable bien que la congestion sanguine soit toujours très marquée et que les cellules aient toujours un aspect fortement granuleux avec noyaux difficilement visibles.

Placenta : Dans la zone placentaire correspondant au fœtus œdémateux les villosités présentent une forte augmentation de volume due à la dilatation de leurs vaisseaux. Sur les coupes ceux-ci apparaissent sous forme de cercles gorgés de globules rouges et se touchant les uns les autres, ne laissant entre eux que de faibles espaces occupés par le tissu conjonctif de la villosité. Sur quelques points on voit des villosités de volume tout à fait anormal dans lesquelles les limites des vaisseaux ne sont plus reconnaissables. La villosité entière semble infiltrée de globules rouges donnant l'impression d'une apoplexie diffuse de son contenu. Le revêtement des villosités ne présente pas d'altérations.

De ces constatations anatomiques nous retiendrons les points suivants :

1° La très grosse différence de poids entre les deux jumeaux, 2.280 grammes d'une part, 800 grammes de l'autre.

2° La sécheresse à peu près absolue du fœtus maigre et la très grosse hydropisie (près de 5 litres et demi de liquide) de l'œuf du fœtus œdémateux dont le cordon était aussi fortement infiltré.

3° L'existence de deux anastomoses l'une artério-artérielle l'autre artério-veineuse, toutes deux d'ailleurs par des vaisseaux assez fins.

4° L'hypertrophie du cœur du fœtus œdémateux qui pèse le poids du cœur d'un fœtus à terme et représente 0,87 pour 100 du poids du corps au lieu de 0,50 pour 100. Ce rapport serait encore plus élevé s'il était possible de faire abstraction du poids de l'œdéme infiltrant le tissu cellulaire.

5° L'énorme dilatation des vaisseaux des villosités placentaires dans le champ d'irrigation des fœtus œdémateux.

6° Chez le fœtus œdémateux la congestion rénale intense prédominant à la limite des couches corticale et médullaire et les altérations certaines des capsules surrénales.

L'hypertension vasculaire de ce fœtus nous paraît indiscutable : quelle en fut l'origine ? fut-elle purement mécanique ? Les lésions des surrénales ont-elles pu jouer un rôle dans leur production ou bien sont-elles des lésions secondaires? Nous ne saurions nous prononcer.

Observation L

Bar et Elenterescu. Placenta et fœtus dans la grossesse gémellaire univitelline *(Obstétrique*, 1897).

Bar présente le placenta de trois grossesses gémellaires univitellines et attire l'attention sur un de ces cas.

Gros fœtus, 1.420 grammes. — Foie : 122 grammes; rate : 3 grammes ; reins : 15 grammes ; cœur : 25 grammes.

Petit fœtus, 1.260 grammes. — Foie : 20 grammes ; rate ; 5 grammes ; reins : 6 grammes ; cœur : 10 grammes.

Placenta. — Inégalité des zones correspondant à chacun des fœtus. Œdème du placenta du gros fœtus causé par l'asymétrie des anastomoses. Les cotylédons irrigués par des artères du petit fœtus donnent des veines qui vont au gros fœtus. Le petit fœtus est œdématié. Son foie est ferme, petit, cirrhotique. Cette cirrhose est due sans doute à une cause toxique, ce fœtus recevant en grande partie du sang vicié.

Observation LI

Bar, *Société d'Obstétrique de Paris*, 18 avril 1907 ; Observation XXXVI de la thèse de Jais.

Femme enceinte de quatre mois, dont le ventre avait commencé à augmenter anormalement de volume depuis deux mois. A quatre mois, l'utérus est distendu par une énorme quantité de liquide.

On fait une ponction abdominale qui retire 10 litres de liquide. Quelques jours après la malade quitte l'hôpital.

Elle revient quarante-trois jours plus tard ; l'hydramnios est revenue plus abondante ; nouvelle ponction par voie abdominale qui retire 7 litres de liquide.

Quelque temps après, les douleurs apparaissent. La malade accouche, deux jours après, de deux garçons : le premier, venant de l'œuf hydramniotique, est pâle, maigre, mais vivant ; le second, qui vient de la poche oligo-amnioti que est mort et œdématié. Son foie est congestionnée la partie du placenta qui lui correspond est également œdématiée.

Dans le placenta on voit plusieurs anastomoses profondes, aucune anastomose superficielle.

L'auteur pense que, par suite de la décompression rapide à laquelle le fœtus polyhydramniotique a été soumis au moment de la ponction, son cœur a battu avec plus de force, l'ondée sanguine s'est avancée avec plus d'énergie vers le placenta, et les anastomoses profondes qui allaient de ce fœtus vers l'autre, ont pris soudainement plus d'importance.

Le fœtus transfuseur est devenu subitement transfusé, œdématié, apoplectique et mort.

S'il y avait eu une anastomose superficielle, le résultat eût été le même ; seule une anastomose veineuse superficielle eût pu atténuer les conséquences de la décompression rapide du fœtus.

B. ŒDÈME ET LÉSIONS INFLAMMATOIRES DU PLACENTA

Observation LII

Bassett, Œdème généralisé du fœtus avec hypertrophie du placenta *(Obstetrical Transactions*, 1877).

III pare. Premier enfant vivant et bien portant.

Deuxième grossesse interrompue prématurément avec enfant mort (à la suite d'une chute).

Troisième grossesse actuelle. Rien à signaler en dehors d'un gros volume de l'abdomen.

Accouchement difficile, travail prolongé. Liquide amniotique abondant à la rupture des membranes. L'enfant, vivant au début du travail, est mort dans le cours de l'accouchement.

La tête, une fois dégagée, reste à la vulve et le reste du corps de l'enfant est retenu ; on l'extrait à l'aide de tractions au niveau des aisselles ; il présente un œdème généralisé à tout le corps ; l'abdomen est distendu par une ascite abondante.

Placenta énorme : 3 livres et demie ; il est mou, friable ; rien de particulier dans sa structure en dehors de cette augmentation de volume. Eu douze heures, il a laissé couler 1 livre de sérosité.

Aucune anomalie n'a été trouvée au cœur : le trou de Botal existait et avait des dimensions normales. Canal artériel normal.

L'auteur ne peut fournir une explication rationnelle de l'œdème, qui ne semble pas la conséquence de causes mécaniques circulatoires. Il considère l'œdème placentaire comme le point de départ de la maladie, dont l'œdème fœtal serait la conséquence. Il n'y a, dans ce cas, ni syphilis — qu'une recherche minutieuse permet d'éliminer — ni néphrite.

Observation LIII

Ruge, *Zeitschrift für Geburt.*, 1887.

Enfant mort-né, expulsé au huitième mois de la grossesse, présentant un degré extrême d'anasarque. La peau est très épaissie et, à la coupe, a une hauteur de plusieurs centimètres. Cet œdème a causé quelques difficultés dans l'accouchement : on eut, notamment, beaucoup de peine pour saisir les bras (présentation du siège).

La mère a déjà eu trois enfants. Les deux premiers sont vivants et bien portants ; le troisième présenta aussi de l'œdème.

Dans les anamnestiques, la syphilis est hors de cause.

L'autopsie n'a rien montré de spécial.

Placenta large, volumineux, très œdématié. Villosités très altérées et augmentées de volume, paraissant papillomateuses ; au miscroscope, hyperplasie de l'épithélium, du stroma et des vaisseaux.

Observation LIV

Audebert, Origine de l'hydropisie généralisée du nouveau-né (*Revue mensuelle des maladies de l'enfance*, 1897).

Mère, primipare, trente et un ans, enceinte de huit mois. Bonne santé habituelle et pendant la grossesse.

Œdème léger des malléoles depuis le sixième mois, sans albuminurie, et disparaissant par le repos.

Distension abdominale; utérus plus gros que l'âge de la grossesse (hauteur, 33 centimètres). Pas trace d'hydramnios. Tête fixée, dos à gauche. Bruits du cœur perçus ; on pense à un gros enfant.

Le dernier mois se passe normalement ; ventre toujours volumineux, sans hydramnios.

Accouchement à terme, en présentation du sommet.

Expulsion spontanée : l'enfant fait quelques mouvements respiratoires et meurt.

Délivrance spontanée. Suites de couches normales.

Fœtus hydropique avec peau pâle et bouffie ; godet d'empreinte sur tout le tégument ; sillons circulaires aux jointures des membres. Distension abdominale, circulation veineuse et ascite.

Déformation de la face : front plissé surmontant des paupières tuméfiées; nez et menton normaux.

Abdomen : Grande quantité de liquide; péritoine normal, comme lavé. Foie, rate et reins d'aspect normal. Ganglions mésentériques normaux.

Hydrothorax et hydropéricarde.

Léger degré d'hydrocéphalie.

Placenta volumineux, ferme et élastique, 25 centimètres sur 28 centimètres et 5 centimètres d'épaisseur; il est formé de cotylédons énormes qui séparent des sillons larges et profonds. Face utérine pâle. Poids, 915 grammes. Cordon infiltré.

Examens histologiques. — Négatifs pour le cœur, le foie et les reins. Pour le placenta, altérations très marquées des vaisseaux, des villosités choriales, qui sont, en majeure partie, atteints d'endartérite et d'endophlébite, et quelques-uns complètement oblitérés. Périartérite et périphlébite également très marquées.

Syphilis certaine et avouée du mari.

Observation LV

Longaker, Anasarque fœtale. — Hydramnios. — Maladie du placenta *(Americ. Journ. of Obstetrics*, 1899).

Mère, vingt-huit ans, II pare, enceinte à neuf mois.

Hydramnios. L'enfant a vécu peu de temps après la naissance.

Environ un tiers de la surface du placenta est le siège d'altérations très marquées; elles consistent en foyers caséeux au centre, sans limites nettes avec le tissu sain qui se continue progressivement avec eux. L'abdomen de l'enfant, très distendu, a été la cause d'une difficulté de l'extraction.

L'œdème des extrémités est considérable. Les deux plèvres et le péricarde sont distendus par un épanchement. La plus grande partie des deux poumons est ferme et, à la coupe, laisse couler une sérosité purulente. Les membres sont rigides et fléchis.

Observation LVI

Teuffel, Hydropisie généralisée du fœtus *(Centralblatt für Gyn.*, 1911).

Multipare, trente ans, au sixième mois de sa grossesse, présentant un ictère avec urines foncées.

Signes de grossesse correspondant à l'âge indiqué par la malade. Utérus absolument normal.

Trois jours plus tard, changement complet : douleurs abdominales très violentes et continues ; utérus très sensible à la palpation et augmenté de volume, donnant par sa dureté l'impression d'un myome, au point que, sans l'examen précédent, on aurait hésité sur le diagnostic de grossesse. L'auteur agita l'hypothèse d'une grosse hémorragie placentaire.

Interruption provoquée de la grossesse en raison de cet état ; extraction un peu difficile en raison de l'œdème du fœtus.

Placenta constitué par une énorme masse œdémateuse qui ne fut pas pesée.

Le fœtus présente un œdème qui laisse absolument indemnes les pieds et les mains. L'œdème cesse brusquement à la jointure et les extrémités gardent leur finesse accoutumée et les caractères correspondant à l'âge du fœtus.

2° LÉSIONS DU CORDON

Observation LVII

Truzzi, Insertion vélamenteuse du cordon. — Hydramnios. — Hypertrophie congestive du foie et de la rate. — Ascite et œdème du grand épiploon. — Œdème cérébral. — Infiltration séreuse du tissu cellulaire sous-cutané de la tête et du thorax (*Gazetta medica Italo-Lombardo,* 4 avril 1884, *in* thèse Angelby).

Femme de vingt-quatre ans, couturière. Réglée depuis quatorze ans, normalement d'abord, puis irrégulièrement. Mariée à dix-neuf ans.

Onze mois après son mariage, entre à l'hôpital des vénériens de Milan pour chancre syphilitique de la vulve ; elle est au second mois de sa grossesse ; avortement à la fin du sixième mois ; fœtus mort et macéré. A bref intervalle se succèdent six grossesses, dont la deuxième est interrompue par un avortement spontané à six mois (fœtus mort et macéré) ; la troisième et la quatrième se terminent par un accouchement prématuré (enfants vivants qui meurent peu après leur naissance, sans manifestations syphilitiques apparentes) ; la cinquième grossesse va à terme : enfant vivant, sain, bien conformé. La sixième est interrompue par un avortement spontané à trois mois.

La grossesse actuelle est la septième. Date inconnue des dernières règles et des premiers mouvements actifs. Utérus très distendu, ne permettant pas de fixer la date de la grossesse circonférence maxima de l'abdomen, 117 centimètres.

21 janvier. — Début spontané du travail ; le lendemain, pour combattre l'inertie utérine, du fait de la distension, on ponctionne les membranes : issue de 4 litres de liquide clair. Légère hémorragie consécutive.

Les bruits du cœur s'altèrent progressivement. On fait un forceps sur la tête, déjà descendue dans l'excavation pelvienne. La difficulté de l'extraction de la tête et du thorax fait soupçonner une ascite fœtale, diagnostic que confirme l'exploration manuelle. On peut cependant terminer l'extraction par des tractions prudentes et soutenues, sans avoir besoin de recourir à la paracentèse. L'enfant naît en état d'asphyxie et meurt quinze minutes après l'accouchement.

M. le professeur Porro pratiqua lui-même l'examen du cadavre du fœtus.

Fille : longueur, 43 centimètres ; poids, 2.370 grammes. Nutrition générale défectueuse ; aucun signe extérieur du mal français *(sic)* ; énorme distension de l'abdomen (circ. ombilic. 49 centimètres) ; par collections, liquide intrapéritonéal qu'on évacue avec un trocart : 200 grammes. Ramifications veineuses saillantes sous la peau du ventre.

A l'examen interne : Infiltration œdémateuse des téguments du crâne, avec ramollissement de toute la masse encéphalique, dans laquelle on peut dire que manque toute distinction entre la substance blanche et la substance grise. Infiltration séreuse sous-cutanée de toute la région thoracique. Poumons complètement atélectasiés. Cœur normal, 16 grammes. Pas d'endocardite fœtale. Trou de Botal libre. Abdomen rempli par un foie énorme, 160 grammes. Rate volumineuse et congestionnée, 16 grammes. Au-devant des viscères abdominaux, l'épiploon, gonflé par une abondante collection de sérosité, forme une tumeur kystique à parois brillantes. Par ponction, on évacue deux cuillerées de liquide citrin analogue à celui de l'ascite.

L'examen histologique des viscères fut complètement négatif.

Les reins, comme le foie et la rate, présentent, à l'examen, les éléments connus ordinaires de leurs tissus respectifs à l'état normal. Normal aussi est le stroma conjonctif.

L'auteur attribue l'œdème et l'hydramnios à l'insertion vélamenteuse du cordon qui a favorisé la stase sanguine dans les vaisseaux ombilicaux.

III. — OBSERVATIONS SANS AUTOPSIE

OU SANS LÉSIONS ANATOMIQUES DÉTERMINÉES

Observation LVIII

De la Motte, Accouchement d'une femme dont l'enfant était hydropique (thèse d'Hergott).

Le 9 décembre de l'année 1690, une demoiselle de cette ville, qui était extraordinairement grosse, quoique encore éloignée du terme de son accouchement et qui ne sentait remuer son enfant que très peu, m'envoya prier de venir la voir pour lui dire mon sentiment sur cette prodigieuse grossesse. Comme elle jouissait d'ailleurs d'une parfaite santé, qu'elle avait l'appétit bon, qu'elle n'avait point de vomissements, mais seulement le ventre très gros, je l'assurai qu'elle n'avait aucun lieu de s'inquiéter de son état, qu'un enfant un peu gros, un arrière-faix épais, des eaux en plus grande quantité qu'il ne devait y en avoir, ou qu'au pis aller deux enfants pouvaient être cause de cette grossesse extraordinaire sans qu'elle en dût rien appréhender de fâcheux, puisque aucun de ces accidents ne rendrait un accouchement plus difficile. Calmée là-dessus par mes raisons, elle laissa couler le reste du temps de sa grossesse sans s'inquiéter, et son accouchement s'étant déclaré par l'ouverture des membranes et l'écoulement des eaux qui furent suivies de légères douleurs, je fus mandé à l'instant. Les douleurs continuèrent un peu plus ou un peu moins fortes, mais toujours fort éloignées jusqu'au troisième jour, qu'elles augmentèrent et devinrent aussi violentes et aussi vives qu'une jeune femme forte et vigoureuse pût les souffrir dans un travail. Ces douleurs firent avancer la tête au couronnement et, dans la suite, jusqu'aux oreilles, le long desquelles j'appliquai mes deux mains aplaties en faisant glisser mes doigts en dessous vers le col et aussi avant dans le vagin qu'il me fut possible, afin de seconder (en tirant autant que je le pouvais) la disposition où était la nature à finir l'accouchement par la continuation de ces extrêmes douleurs. J'eus besoin de cette précaution pour attirer les épaules d'où je venais de tirer la tête, qui ne marquèrent pas une meilleure disposition à sortir, ce qui m'obligea de couler mes doigts fort avant, sous les aisselles, avec quoi je les fis avancer pour dégager les bras l'un après l'autre et attirer l'enfant jusqu'au milieu du corps, après quoi je comptais que le reste sortirait de lui-même. J'y fus trompé, puisque pour finir je fus obligé d'appuyer mon pied contre le petit lit et de tirer de toute ma force jusqu'à ce que le ventre fût entièrement dehors; le reste vint tout seul. Je délivrai la mère d'un arrière-faix très gros. Nonobstant tous ces violents efforts, l'enfant conserva sa vie encore quelques heures. Une hydropisie universelle occupait tout son corps et le rendait d'une grosseur énorme, mais surtout le ventre qui contenait au moins 5 chopines ou 3 pintes d'eau, mesure de Paris, qui étaient fort claires, en sorte que l'enfant pesait environ 16 à 17 livres, quoique les plus gros n'en pèsent pour l'ordinaire que 13 à 15.

Observation LIX

Lamouroux, *Nouvelle Bibliothèque médicale*, 1825.

Mère âgée de trente-huit ans, de constitution robuste. Bonne santé habituelle. Cinq grossesses normales, à terme. Tous les enfants sont vivants.

Enceinte pour la sixième fois, la malade est frappée par l'augmentation rapide de son ventre qui, à quatre mois de grossesse, a le volume d'un utérus à terme. En même temps, elle éprouve quelques symptômes fonctionnels et elle présente de l'œdème des membres inférieurs.

A cinq mois de grossesse, l'examen montrait un abdomen très volumineux, distendu, donnant la sensation de flot. On note également un état de maigreur, des troubles digestifs et la faible quantité d'urines émises. Au toucher, ballottement fœtal. La mère perçoit des mouvements actifs.

Accouchement prématuré spontané, le 2 septembre 1824, au

terme de huit mois de grossesse. Rien de particulier dans la marche du travail jusqu'au moment de la rupture des membranes qui est spontanée et qui laisse échapper un flot de liquide lancé avec force à 5 pieds de distance. L'écoulement du liquide est arrêté par la progression de la tête qui vient faire bouchon ; on recueille 6 litres et il s'en est perdu au moins 1.

Le travail marche rapidement jusqu'au moment du passage du tronc qui est arrêté dans le bassin. Le toucher manuel fait reconnaître l'excès de volume de l'abdomen de l'enfant. L'extraction est pénible, sans ponction, en relevant l'enfant de manière à comprimer son abdomen.

C'est une enfant du sexe féminin en état de mort apparente et qui ne commence à effectuer quelques mouvements respiratoires qu'au bout de trois quarts d'heure de traitement. Ces mouvements respiratoires sont d'abord éloignés, puis se rapprochent ; au bout de deux heures, l'enfant est complètement ranimée et crie comme une enfant normale.

L'examen montre chez elle un ventre énorme dont la circonférence est de 36 cm. 5, tandis que la plus grande circonférence de la tête n'est que de 28 centimètres.

L'enfant est mort quelques heures plus tard sans avoir rien présenté de spécial.

A l'autopsie, cuir chevelu très injecté, épais de 5 millimètres. Le cerveau est plus mou qu'à l'ordinaire; il est un peu jaunâtre. Pas d'épanchement dans les ventricules.

Les poumons crépitent bien dans toute leur étendue. Les organes abdominaux sont absolument sains.

Le péritoine est de couleur et de consistance normales ; il contient 6 onces de liquide.

L'estomac et la première moitié de l'intestin grêle sont vides, ainsi que le gros intestin. Il y a un peu de méconium dans la portion terminale de l'iléon.

Les suites de l'accouchement ont été très simples pour la mère.

Van Gelder, qui rapporte dans sa thèse cette observation, s'étonne qu'une dystocie du tronc et une distension telle de l'abdomen du fœtus aient été produites par une aussi faible quantité d'ascite; il se demande si quelque lésion n'a pas échappé à l'observateur, par exemple un rein polykystique.

OBSERVATION LX

THOMAS, Cas d'hydropisie congénitale (*Lancet*, 1856).

Mère, II pare. La gestation a été accompagnée de quelques symptômes anormaux : bronchite avec expectoration abondante; œdème des cuisses, des jambes et des pieds. Enfant mort-né présentant un œdème généralisé et de larges vésicules en divers points du corps.

OBSERVATION LXI

BURTON, Deuxième cas d'ascite et d'anasarque fœtale survenant chez la mère malade (*British Medical Journal*, 1863).

L'auteur rappelle son premier cas (obs. XXXIII, p. 190).

La malade est de nouveau devenue enceinte et, pendant les derniers mois, souffrit de pesanteur abdominale. Mouvements du fœtus faibles.

Entre en travail le 8 décembre 1862. Il s'écoule une quantité considérable de liquide amniotique et la malade donne jour à un enfant du sexe masculin, qui vient au monde dans les mêmes conditions que le précédent.

L'abdomen est extrêmement distendu par l'ascite. Tous le corps est œdématié. Pensant que le diaphragme ne pouvait se contracter, l'auteur ne fit pas la section du cordon. Le placenta fut expulsé peu après.

L'examen du fœtus fut fait par le Dr Wilks, qui n'a pu découvrir la cause de l'œdème. Il n'y avait pas seulement de l'ascite, mais toutes les parties du corps étaient œdématiées, infiltrant le tissu cellulaire sous-cutané, comme dans une maladie des reins.

On ne trouva rien à l'examen des viscères. L'auteur pensa à une obstruction possible au niveau des vaisseaux du cordon, mais l'examen ne montra rien d'anormal.

Placenta normal.

Suites obstétricales heureuses pour la mère, qui a eu plusieurs enfants très bien portants.

Observation LXII

Potocki, Œdème des membres inférieurs chez la mère sans albuminurie. — Polyurie pendant les premiers jours des couches, avec diminution de l'urée. — Présentation du siège. — Hydramnios. — Placenta de 1.250 grammes. — Œdème généralisé du fœtus, avec ascite et hydropéricarde (obs. VI, de la thèse d'Angelby).

Femme de dix-huit ans, blanchisseuse, enceinte à huit mois, pas de maladie fébrile dans les antécédents. Accidents scrofuleux dans l'enfance Ni accouchement ni avortement antérieurs ; pas de syphilis. Aucun renseignement significatif sur ce point du côté du père, qui jouit d'une bonne santé.

Date inconnue des premiers mouvements actifs. Vomissements et nausées les cinq premiers mois. A six mois et demi, très rapidement le ventre augmente de volume sans phénomènes douloureux concomitants. Depuis, œdème des membres inférieurs, variable dans son intensité.

A l'examen, œdème des jambes, pas d'albumine. Urines normales de quantité. Utérus remontant à l'épigastre, paroi continuellement tendue au point de rendre impossible le diagnostic de la présentation par le simple palper. Maximum des bruits du cœur à l'ombilic. Au toucher, col ayant 2 centimètres de largeur. Orifice externe ouvert, segment inférieur épais. Présentation du siège complet.

Travail régulier, normal. Rupture spontanée des membranes ; il s'écoule une quantité considérable de liquide amniotique. Deux heures après, expulsion spontanée du fœtus et délivrance normale.

Placenta volumineux, 1.250 grammes , il paraît sain. Cordon œdématié, du volume d'un doigt, mesure 40 centimètres et s'insère à 3 centimètres du bord.

L'enfant a vécu cinq minutes, n'a poussé aucun cri. Poids : 2.450 grammes. Présente extérieurement un œdème généralisé ; on enfonce profondément le doigt dans des téguments blancs et infiltrés, avec godet d'empreinte persistant. L'œdème est surtout marqué aux membres supérieurs, aux épaules, aux membres inférieurs. Le cuir chevelu est très augmenté d'épaisseur. L'abdomen est volumineux ; on sent les bords inférieurs du foie et de la rate qui descendent beaucoup au-dessous de l'ombilic. Infiltration sanguine des parties génitales, des cuisses, des fesses (présentation du siège).

A l'autopsie, cavité abdominale remplie par un liquide citrin, dont on n'a pas mesuré la quantité. Pas de fausses membranes, mais des ecchymoses sur toute l'étendue du péritoine, spécialement sur le mésentère et sur le revêtement séreux de la paroi abdominale postérieure. Intestins et estomac normaux. Ganglions mésentériques nombreux et hypertrophiés, ainsi que les ganglions pancréatiques.

Foie : Coloration et forme normales, pas d'altérations microscopiques, 130 grammes.

Rate volumineuse, d'aspect normal, 80 grammes.

Dans le péricarde, liquide citrin assez abondant.

Cœur normal. Poumons atélectasiés. Encéphale sain. Hémorragie au-dessus de la tente du cervelet.

Observation LXIII

Cohn, Mort du fœtus par néphrite maternelle *(Zeitschrift für Geburt. und Gynæk*, 1887).

Femme de trente-cinq ans ayant eu d'abord cinq grossesses et trois avortements. A chaque grossesse, elle a de l'œdème des membres inférieurs, qui disparaît après l'accouchement.

Sixième grossesse en 1881. L'œdème apparaît quatre semaines après les dernières règles et était considérable, accompagné de dyspnée dans les derniers mois ; la malade se plaignait de céphalées, de vertiges. Les urines renfermaient des cylindres. Hydramnios.

Accouchement d'un fœtus très œdématié, avec un début de macération. Poids : 3.320 grammes. Placenta : 2.000 grammes.

Dans les suites de couches, la malade a eu trois crises d'éclampsie. L'albuminurie disparut rapidement.

Septième grossesse, normale (1882) : Enfant vivant. L'œdème de la mère diminua vers la fin de la grossesse.

Huitième grossesse (1883), accompagnée d'œdèmes, de dyspnée. *Placenta prævia.* Version. Extraction d'un enfant très œdématié. Poids : 2.900 grammes. Placenta : 1.800 grammes, œdématié.

Neuvième grossesse (1885), au huitième mois : Très gros œdème, un peu d'ascite. Utérus plus gros que l'âge de la grossesse. Beaucoup d'albumine dans l'urine. La malade est mise au repos, à la diète lactée ; polyurie abondante, l'albuminurie diminue.

Accouchement le 15 mars. Extraction difficile par le siège. Enfant présentant de l'ascite et de l'œdème des extrémités et de la face. Poids : 3 100 grammes. Placenta très œdématié : 2.900 grammes.

Dixième grossesse (1887) : Avortement à trois mois d'un fœtus macéré. Il n'y avait pas eu d'albumine. Placenta petit ne présentant rien de spécial.

D'après l'auteur, l'œdème du placenta et du fœtus est rarement à rapporter à la néphrite maternelle ; il publie, d'ailleurs, d'autres cas de néphrite n'ayant pas été suivis d'œdème du fœtus.

Observation LXIV

Ribemont, Hydramnios. Accouchement prématuré, spontané. Fœtus œdématié mort pendant le travail et présentant des phlyctènes et des points de dénudation *(Annales de Gynécologie,* 1889).

Mère, trente-six ans, VII pare. Réglée depuis quinze ans. Six accouchements normaux à terme. Pas de syphilis. Grossesse actuelle normale. Abdomen volumineux, tendu ; utérus distendu, rénitent. Flot très net, pas de parties fœtales perceptibles, mais, par moments, mouvements actifs. Bruits du cœur difficilement perçus, assez sourds. Au toucher : Tête qui ballotte très facilement. On fait le diagnostic d'hydramnios avec des réserves pour une gémellaire ou une malformation fœtale.

Accouchement prématuré spontané. Rupture artificielle des membranes, qui sont constamment tendues, quand la dilatation atteint 5 francs ; écoulement très abondant de liquide citrin. Le doigt arrive alors sur une tête fœtale volumineuse où on provoque un godet d'empreinte par la pression du doigt.

Les bruits du cœur cessent pendant le travail.

Expulsion spontanée.

Délivrance naturelle ; placenta volumineux : 480 grammes.

Autopsie. — Epiderme disparu par places sur les joues, l'abdomen, la face dorsale des mains et des pieds. Phlyctènes au niveau des grandes lèvres et à la face interne des cuisses. Œdème sous-cutané généralisé dépassant 1 centimètre d'épaisseur.

125 grammes de liquide dans l'abdomen. Péritoine normal. La veine ombilicale est perméable. Intestin de petit calibre. Foie normal, petit et très ferme. Rate petite, normale. Reins normaux.

Le diaphragme fait une voussure du côté de l'abdomen et on trouve du liquide des deux côtés dans le thorax : 120 centimètrès cubes. Organes thoraciques extrêmement petits, occupant la région médiane. Les poumons sont du volume de ceux d'un fœtus de quatre mois ; ils sont rosés, élastiques. Le cœur, petit, cylindroïde, est normal ; un peu de liquide dans le péricarde.

L'infiltration œdémateuse est surtout marquée au niveau de la tête.

L'examen histologique des organes n'a fourni aucune donnée intéressante.

Observation LXV

Ribemont, Accouchement prématuré spontané. — Anasarque et ascite fœtales. — Forceps. — Ponction de l'abdomen. — Enfant mort à la fin du travail avec l'aspect d'un enfant macéré. — Œdème du placenta (*Ann. de Gyn.*, 1889).

Mère, quarante ans, IX pare. Six enfants normaux.

Les deux derniers avaient de l'ascite et étaient œdématiés. Pas traces de syphilis.

Grossesse actuelle normale. Albuminurie et œdème les derniers temps de la grossesse. A sept mois et une semaine, apparition des douleurs.

Utérus très développé, plus gros qu'un utérus normal à terme. Présentation du sommet. Ballottement vaginal. Col à 1 franc. Bruits du cœur percus. Contractions faibles, régulières.

Rupture spontanée des membranes à dilatation complète. A ce moment le toucher reconnaît une tête de volume normal, couverte de téguments infiltrés gardant l'empreinte du doigt. Le cou est également œdématié ; on fait le diagnostic d'anasarque fœtale. Inertie utérine. Mort de l'enfant à ce moment.

On fait une application de forceps. Difficulté à l'engagement des épaules, les tractions sur la tête et les bras n'arrivent pas à engager le tronc. L'examen montre qu'il s'agit d'une dystocie par excès de volume de l'abdomen ; on fait une ponction qui ramène 530 grammes de liquide. Extraction désormais facile.

Hémorragie de la délivrance qui nécessite l'intervention manuelle.

Placenta, 1.460 grammes, énorme, friable. Face utérine blanc rosé, aspect œdématié. Cordon gros, 50 centimètres.

Autopsie. — Anasarque du fœtus.

Poumons rosés, durs, plongeant au fond de l'eau.

Cœur volumineux. Cloison interventriculaire normale. Trou de Botal large, 7 millimètres.

Foie : Gros, congestionné, un peu dilacéré par le trocart au moment de la ponction. Veine ombilicale saine. Rate congestionnée. Reins volumineux, sains. Uretères normaux. Vessie vide.

Pancréas normal.

Hémorragie méningée récente au niveau du cervelet.

Encéphale normal.

Observation LXVI

Walter (S.) et Griffith, Hydropisie de la grossesse. — Œdème du fœtus avec œdème maternel et son importance dans l'accouchement provoqué *(British Medical Journal*, 1889).

Femme de vingt-neuf ans. Pas d'antécédents héréditaires intéressants. Ni scarlatine, ni rhumatisme. Aucune maladie grave. A eu six enfants, le dernier à quatorze mois. Pas de complications sérieuses pendant les grossesses précédentes.

Santé habituelle bonne, bien que la malade ne soit pas très robuste.

Dernières règles fin janvier 1888.

En mars, céphalée, nausées et vomissements.

Œdème notable de la face depuis deux à trois semaines, étendu depuis quelques jours au corps et aux jambes.

Diarrhée ces derniers jours.

A l'entrée, 4 juin 1888, on note : œdème de la face, de la paroi abdominale, de la vulve et des jambes. Ascite. Pas d'épanchements pleuraux. Pas d'œdème pulmonaire.

Utérus à l'ombilic. Mouvements actifs perçus.

Température normale Pouls petit, sans hypertension.

Urines rares, 32 onces en vingt-quatre heures, réaction acide, renfermant de l'albumine.

Rien à l'examen du fond de l'œil.

Sous l'influence de la diète, des purgatifs, disparition de l'ascite, amélioration de la céphalée ; malgré tout, l'œdème continue à s'étendre au point qu'on décide de provoquer l'accouchement.

Accouchement prématuré provoqué le 4 juin (bougie de Krause). Les douleurs surviennent vingt-quatre heures après. L'accouchement se termine spontanément en douze heures.

L'enfant fait quelques mouvements respiratoires et meurt en quelques minutes.

Il présente un léger œdème de la peau et du tissu cellulaire. Les cavités séreuses contiennent une quantité notable de liquide. Dans les plèvres, l'épanchement était assez abondant pour causer la mort quand les mouvements respiratoires commencèrent. Les poumons sont en partie atélectasiés.

Observation LXVII

Byers, Fœtus œdémateux (*British Medical Journal*, 1890).

Cas clinique d'une dystocie du tronc.

Difficulté considérable dans l'extraction venant de ce que les tissus étaient œdématiés et la cavité abdominale distendue par de l'ascite.

Cordon œdématié. Placenta deux fois plus volumineux qu'un placenta normal, infiltré, pâle et friable.

Observation LXVIII

Randle, Hydropisie du fœtus (*Edimburg Medical Journal*, 1892).

Le Dr Randle rapporte le cas d'une grossesse caractérisée par une distension abdominale énorme et qui se termina par la naissance d'un enfant dont l'abdomen était distendu. La mère était âgée de trente-neuf ans, mariée onze ans auparavant et avait eu trois autres enfants normaux à terme.

Le cœur battait à la naissance, mais la respiration ne put s'établir. Il y avait beaucoup d'hydramnios. Suites heureuses pour la mère.

Observation LXIX

Taurin, Hydropisie d'un fœtus et de son placenta (*Répertoire universel d'Obstétrique*, 1893, p. 197).

. Mère, trente-deux ans, V pare. Quatre grossesses. Dernier enfant mort pendant le travail (siège).

Ni syphilis, ni albuminurie. Père non syphilitique.

Grossesse actuelle pénible, mal supportée. Au cinquième mois, œdème malléolaire.

Accouchement à cinq mois et demi ; au moment du travail, les bruits du cœur ne sont pas perçus. Expulsion spontanée en présentation du front.

Fœtus mort récemment. Poids, 975 grammes.

Œdème généralisé. Degré notable d'hydrocéphalie. Face œdématiée. Cou infiltré, large et court ; membres infiltrés, translucides.

Ascite citrine. Intestins lavés ; foie rouge et mou, en partie décomposé. Reins pâles, plutôt petits. Rate normale.

Vaisseaux ombilicaux normaux.

Hydropéricarde. Cœur petit et mou.

Hydrothorax. Hydropisie des cavités craniennes.

Placenta, 1.200 grammes, pâle. Pas de foyers apoplectiques. Cotylédons séparés par des sillons profonds.

Observation LXX

Guéniot, *Répertoire universel d'Obstétrique*, 1893, p. 199.

Mère, IV pare. Utérus énorme. Enfant mort quelques jours avant l'accouchement. Celui-ci se fait à terme : hydramnios évaluée à 3 litres.

Extraction difficile de l'enfant en raison de son volume et de l'œdème généralisé.

Placenta très infiltré.

Suites simples pour la mère, qui est de constitution chétive, mais non albuminurique.

Observation LXXI

Guéniot, *Répertoire universel d'Obstétrique*, 1893.

Femme de trente et un ans, V pare. Œdème considérable. Albuminurie. Céphalée intense.

Amélioration par le traitement médical.

Accouchement spontané à six mois; accès d'éclampsie pendant le travail.

Pas d'hydramnios. Enfant mort depuis douze à seize heures : anasarque de toutes ses parties, crâne et face surtout qui sont monstrueux.

Poids, 2.080 grammes. Epanchements dans toutes les séreuses.

Placenta énorme, 1.385 grammes.

Observation LXXII

Flandrin, Œdème généralisé du fœtus et gros placenta *(Dauphiné médical*, 1896).

Mère, vingt-sept ans, primipare. Grossesse à six mois.

A cette époque, douleurs et rupture spontanée des membranes. Bruits du cœur non perçus. Pas de mouvements actifs depuis quelques jours. Présentation du siège en S. I. D. P. Œdème des membres inférieurs et sus-pubien.

Urines : Assez grande quantité d'albumine.

On fait le diagnostic d'enfant mort chez une femme albuminurique.

Extraction assez facile, mais friabilité extrême des tissus et dilacérations des parties latérales du cou au dégagement de la tête dernière.

Enfant de 2.000 grammes, présentant de l'œdème généralisé.

Délivrance immédiate. Placenta, 1.135 grammes, normal à l'examen macroscopique. en dehors d'un œdème énorme. Il est pâle, comme lavé. Suites de couches normales. Disparition de l'albumine le onzième jour.

L'auteur remarque que le placenta n'offre pas les caractéristiques du placenta albuminurique. Son gros volume fait penser à la syphilis, et, bien que l'examen de la mère ne soit pas positif, l'auteur pense que l'œdème et la mort du fœtus sont attribuables à des lésions des vaisseaux fœtaux dus à la syphilis.

Observation LXXIII

Veber, Hydropisie naturelle et fœtale ayant pour cause un rein gravidique *(Centralblatt für Gyn.*, 1896).

Mère, quarante-deux ans, bien portante, XI pare, n'a jamais fait de maladies sérieuses. Pas de syphilis.

Premier enfant, bien portant, âgé de dix-huit ans.

Le deuxième et le troisième sont morts en bas âge de diphtérie et de pneumonie.

Le quatrième, né par le siège, est mort en deux jours.

Cinquième et sixième grossesses terminées par des avortements aux sixième et septième mois.

Septième enfant, mort-né à terme. Très gros placenta.

Neuvième et dixième grossesses : Accouchement prématuré. Enfants non viables.

Le dernier accouchement remonte à six ans.

Grossesse actuelle : Dans les premiers mois, petites hémorragies.

A six mois, œdème des jambes et de la vulve. Dans les grossesses précédentes, il n'y avait eu qu'un peu d'œdème malléolaire en rapport avec des varices. Urines rares, foncées, beaucoup d'albumine. Température normale.

La hauteur utérine correspond à celle d'un utérus à terme. Mouvements actifs perçus. La tête et le siège sont volumineux et font penser à un gros enfant.

Par le repos et le régime, la diurèse augmente, mais l'œdème persiste ; l'œdème des mains et de la paroi augmente encore.

Accouchement prématuré à six mois. Présentation de l'épaule dos en avant. Version difficile, grande quantité de liquide amniotique. Pieds amenés très difficilement à la vulve; ils sont petits comme ceux d'un enfant de six mois. Comme le bassin était normal et la grossesse simple, les difficultés de l'extraction étaient à rapporter au fœtus lui-même : on pense à une dystocie du tronc par ascite ou rétention d'urine.

L'introduction de la main montre, en effet, une énorme distension de l'abdomen, mais également du siège et permet de se rendre compte de l'état d'infiltration des téguments. Dans ces conditions, une ponction de l'abdomen n'était pas indiquée.

Extraction pénible d'un enfant mort; ses jambes sont très petites et contrastent singulièrement avec le reste du corps. Œdème très marqué à la tête et aux membres supérieurs. Godet de 3 centimètres de profondeur sur le dos et au fond duquel on peut sentir les os. Crâne normal, comme celui d'un enfant prématuré.

Pas d'autopsie possible.

Délivrance une demi-heure après l'accouchement : placenta extrêmement gros, lourd et œdématié.

Suites normales. Disparition brusque des œdèmes. L'albuminurie disparut au bout de six semaines.

Observation LXXIV

Kreisch, Dystocie par hydropisie fœtale (*Munchener Med. Woch.*, 1901).

Mère IV pare, femme de forte constitution, soignée depuis quatre semaines pour une néphrite (albuminurie abondante). Œdème des mains, des pieds, des grandes lèvres. Abdomen très distendu, paroi infiltrée avec godet d'empreinte. Utérus atteignant l'angle des côtes. Examen difficile en raison de l'œdème et de l'épaisseur de la paroi. Bruits du cœur non perçus; les mouvements actifs nettement perçus dans les derniers jours ont cessé au moment de l'accouchement.

Celui-ci se fait en présentation du siège complet. L'extraction est arrêtée par une dystocie du tronc.

A ce moment, les jambes de l'enfant, livides, pendent hors du vagin. La malade n'a pas uriné depuis huit heures : un essai de cathétérisme aboutit à une fausse route et la sonde passe dans le vagin à travers des tissus très œdématiés.

Le cathétérisme devient possible sous anesthésie.

Le toucher fait reconnaître l'excès de volume du corps de l'enfant; siège orienté en sacro-postérieure, très gros ventre qui appuie sur la symphyse de la mère.

Une ponction de l'abdomen ramène trois quarts de litre de liquide clair. L'extraction est facilitée et poursuivie jusqu'à l'ombilic. A ce moment, nouvel arrêt dû au gros volume du thorax; une nouvelle ponction évacue une certaine quantité de liquide et l'extraction est terminée.

Hémorragie nécessitant la délivrance artificielle : placenta énorme. Le placenta pèse 2.025 grammes : cotylédons polypeux, dont quelques-uns sont gros comme un poing et sont retenus à la masse placentaire principale par un pédicule mince et allongé.

L'enfant pèse 3.050 grammes, il présente un œdème généralisé très marqué à la face, peau blanche, brillante, godet d'empreinte sur tout le tégument, pas de stigmates de syphilis.

Pas d'autopsie.

L'auteur attribue l'œdème à une néphrite congénitale causée par la néphrite maternelle. La mère avait eu trois accouchements normaux antérieurs. Pas de syphilis des parents.

Observation LXXV

Munster, Œdème maternel et fœtal (*Lancet*, 25 janvier 1902).

Mère, trente et un ans, IV pare. Anasarque énorme avec œdème des jambes et de la paroi. Abdomen très distendu : 40 pouces de circonférence. On pense à une hydramnios avec compression secondaire.

Pas de mouvements fœtaux perçus dans les derniers jours. Urines uratiques, contenant de l'albumine. Bruits du cœur perçus à 132.

Au moment du travail, venant à rompre les membranes, on est surpris de voir qu'il s'écoule très peu de liquide amniotique. La présentation était faite d'une masse donnant à la pression du doigt la sensation de l'œdème. Les difficultés du dégagement nécessitèrent une application de forceps. L'enfant mourut pendant le travail.

La tête de l'enfant, sortie avec peine des parties génitales, présentait un œdème qui le faisait ressembler à un anencéphale.

Les tractions sur la tête ne peuvent arriver à dégager le tronc. On pense à une dystocie par excès de volume de l'abdomen, et on n'arrive à extraire l'enfant qu'au bout de quarante minutes d'efforts par des manœuvres manuelles intra-utérines, combinées à des tractions énergiques. On extrait un enfant qui présente un œdème énorme.

L'utérus avait, après l'expulsion, les dimensions d'un utérus à terme : le placenta est très gros, œdématié, aussi volumineux que quatre ou cinq placentas normaux réunis. La quantité de liquide amniotique était normale.

L'enfant avait, en plus de l'œdème généralisé, un abdomen de 15 pouces de circonférence. Ascite abondante, fluide. Epanchement pleural bilatéral.

Rein lobulé, normal à la coupe.

Suites normales pour la mère, dont les œdèmes et l'albuminurie ont disparu les jours suivants.

Observation LXXVI

King, *Lancet*, 1908.

Femme de vingt-neuf ans, III pare, maladive.

Premier enfant, né en 1905, présente de l'effondrement des os du nez, des exostoses des bosses pariétales.

Deuxième enfant, né en 1906, mort à trois mois d'affection inconnue.

Grossesse actuelle à huit mois. Présentation du siège. Bruits du cœur perçus.

Accouchement prématuré, spontané et facile d'un fœtus œdématié mort en quelques heures. L'œdème est surtout marqué au bas-ventre et aux membres inférieurs.

Placenta normal. Cordon œdématié.

Pas d'autopsie.

Observation LXXVII

Commandeur, Primipare; hydramnios, avortement gémellaire à cinq mois trois quarts (obs. XV de la thèse de Béquain).

Signes cliniques d'hydramnios à partir du troisième mois. Utérus tendu, fond à 29 centimètres.

13 novembre 1909. — Accouchement prématuré spontané : pas de liquide à la rupture des membranes de la première poche des eaux, qui contient un fœtus très maigre, présentant un début de macération. Poids, 520 grammes.

3 litres de liquide dans la seconde poche des eaux.

Le deuxième fœtus est vivant. Poids, 750 grammes. Il meurt trente minutes après la naissance.

Œdème généralisé au tronc, aux membres supérieurs et inférieurs. Aspect luisant de la peau aux jambes et aux pieds. Seule la tête est à peu près indemne.

Placenta unique. Cloison à quatre membranes entre les œufs.

Insertion vélamenteuse des deux cordons.

Observation LXXVIII

Nyhoff, Pathologie de l'œdème généralisé du fœtus (*Centralblatt für Gyn.*, 1911).

Mère primipare, vingt-deux ans, accouchant, à quelques jours du terme, d'une fille vivante.

Traces d'albumine à l'entrée, ayant disparu au bout de quarante-huit heures. Pas de cylindres dans l'urine. Œdème des membres inférieurs ayant apparu chez la mère les derniers jours de la grossesse, en même temps que la circonférence de l'abdomen augmenta rapidement, les trois derniers jours, de 1 centimètre par jour; elle atteint, au moment de l'accouchement, 99 centimètres.

La ponction des membranes donne issue à 4 ou 5 litres de liquide : après quoi, la circonférence abdominale est encore de 91 centimètres.

Accouchement facile, en présentation du sommet. L'enfant vécut dix-huit heures en couveuse.

Poids : 2.920 grammes. Taille : 47 centimètres.

Circonférence de la tête : 32 centimètres ; du ventre : 34 centimètres. Anasarque régulièrement répartie à la tête, au tronc et aux extrémités. Ascite, hydrothorax et hydropéricarde.

Poumons déplissés. Cœur normal. Trou de Botal ouvert.

Reins, foie et rate normaux. Thymus : 7 gr. 5.

Placenta : 720 grammes, friable, non œdématié.

Pas d'altérations microscopiques, ni macroscopiques.

Observation LXXIX

Nyhoff, Pathologie de l'hydropisie généralisée du fœtus (*Centralblatt für Gyn.*, 1911).

Mère primipare, bonne santé, pas d'œdème pendant la grossesse.

Accouchement prématuré à sept mois. Hydramnios de 4 litres. Présentation du sommet.

Circulaire du cordon qui découvre, une fois qu'on l'eût déroulé, un sillon sur le devant du cou.

Hémorragie après l'expulsion, ayant nécessité la délivrance artificielle.

Placenta épais, pâle, friable.

Poids de l'enfant : 1.640 grammes. Longueur : 37 cm. 5.

L'enfant vécut douze heures en couveuse.

Le cadavre présente au niveau du cou une véritable fissure, formant une plaie de 1 centimètre et demi au-dessus de la jugulaire, et mesurant 1 centimètre et demi à 2 centimètres de large, sur 8 de longueur.

Œdème de la face, du tronc, de la verge et du scrotum. Bouche petite. L'œdème est moindre au niveau des membres ; il est aussi marqué sur le bras que sur la main, sur le pied que sur la jambe.

Peu d'ascite. Hydrothorax et hydropéricarde presque nuls. Poumons déplissés. Foie : 96 grammes. Cœur normal : 11 grammes. Thymus gros : 7 grammes. Rate : 9 grammes. Reins : 16 gr. 3.

Observation LXXX

Nyhoff, Pathologie de l'hydropisie généralisée du fœtus (*Centralblatt für Gyn.*, 1911).

Cadavre macéré d'un enfant né avant terme. Parents sains. Mère primipare, n'ayant pas eu d'œdèmes pendant sa grossesse. Accouchement spontané.

Poids : 2.400 grammes. Longueur : 42 centimètres. Circonférence de la tête : 28 centimètres ; circonférence de l'abdomen : 25.

Œdème marqué à la tête et aux extrémités.

Ascite, hydrothorax, hydropéricarde.

Cœur normal : 23 gr. 5. Trou de Botal ouvert. Valvules saines. Poumons : 16 grammes.

Foie : 42 grammes, petit, ainsi que la rate, 3 gr. 1.

Thymus : 1 gr. 3. Reins et surrénales : 16 grammes.

Au microscope : Pas de cirrhose du foie.

Placenta : 1.080 grammes. Au microscope, nécrose de beaucoup de villosités : les antres sont minces et pauvres en vaisseaux. Cordon épaissi, gélatineux.

Observation LXXXI

Plauchu et Rigaud, Anasarque fœtale (hydrothorax, ascite, hydropéricarde). Dystocie par excès de volume du tronc (*Lyon Médical*, 1912).

Primipare, vingt ans. Sans antécédents. Pas de syphilis chez elle ni chez le mari.

Entre à l'hôpital en plein travail. Poche des eaux rompue depuis une heure.

Grossesse à huit mois. Sommet en O. I. D. P. Pas de bruits du cœur ni de mouvements actifs. Grosse albuminurie.

Expulsion longue et laborieuse ; arrêt de la descente une fois la tête à la vulve. Les tractions n'arrivent pas à dégager les épaules et brusquement une décollation se produit.

Extraction pénible du tronc.

Autopsie. — Fœtus mort probablement depuis deux jours. Cornée opaque, pas de signes de macération. La tête a entraîné la moelle épinière, qui a été arrachée au niveau de la queue de cheval.

Face œdématiée, paupières énormes.

Tronc, abdomen et membres très œdématiés.

Ascite, 150 à 200 grammes. Foie, rate et reins normaux à l'examen macroscopique.

Hydrothorax bilatéral abondant, poumons refoulés contre la colonne, sous forme de languettes rétractées. Hydropéricarde. Cœur normal.

Placenta charnu, rose clair, mou, œdémateux, 620 grammes.

Observation LXXXII

Charles, Accouchement provoqué chez une multipare atteinte de troubles gravido-cardiaques graves et persistants. Œdème généralisé du fœtus et du placenta *(Journal d'Accouchements de Liège*, 1913).

Femme de quarante-deux ans, petite taille, ayant une bonne santé habituelle.

VI pare. Quatre accouchements à terme, deux enfants vivants; le troisième était mort-né, le quatrième mourut quelques heures après la naissance. Cinquième grossesse terminée à huit mois, par l'expulsion d'un enfant ayant de l'anasarque.

Sixième grossesse actuellement pénible et mal supportée à six mois, œdème des membres inférieurs ayant gagné la vulve et la paroi abdominale.

Malgré le repos au lit et le régime lacté, l'œdème augmente et la malade vient à l'hôpital.

A son entrée, on est frappé par la distension abdominale et l'œdème des membres inférieurs et surtout de la vulve.

Utérus distendu, plus gros que l'âge de la grossesse auquel il correspond. Hauteur utérine : 28 centimètres (à six mois et demi). Forme globuleuse de l'utérus, comme dans l'hydramnios. Fluctuation nette, fœtus assez mobile. On pense à une hydramnios plutôt qu'à une gémellaire.

Jambes et cuisses énormes; volume colossal de la vulve, dont les lèvres sont presque aussi grosses que des têtes de fœtus, si bien que la malade doit tenir ses jambes très fortement écartées et demi-fléchies, pour que les tumeurs reposent sur son lit. Parois abdominales très œdématiées au niveau des flancs et au-dessus de la symphyse.

Urines claires, abondantes, contenant peu d'albumine (1 demi-gramme par litre).

Le traitement médical est continué : la malade, qui avait de la dyspnée, de l'insomnie, est un peu améliorée. L'œdème vulvaire diminue un peu; l'oppression cède, les urines sont abondantes, sans albumine.

On essaie de dépasser sept mois, de manière à avoir plus de chances d'avoir un enfant viable.

Accouchement prématuré, provoqué, sept mois et demi après les dernières règles, par perforation des membranes. Mise en place d'un ballon pour arrêter l'écoulement du liquide, dont on laisse sortir 2 litres, et pour hâter la dilatation. La hauteur de l'utérus est la même, mais ses dimensions transversales ont passé de 26 cm. 3/4 à 24 centimètres.

Accouchement spontané quelques heures après d'un fœtus du sexe féminin, qui pèse 2.750 grammes et succombe dix minutes après; il présente de l'œdème généralisé.

Délivrance artificielle nécessitée par l'inertie utérine.

Fœtus très gros, comparativement à sa longueur. Œdème très prononcé, généralisé à la tête et aux membres. Thorax et abdomen distendus par des épanchements.

Placenta infiltré : 1.850 grammes, mou et diffluent, se désagrège par son propre poids; rien d'anormal dans sa constitution et dans ses annexes, si ce n'est son volume énorme et son inégale épaisseur (6 centimètres en certains endroits).

Suites de couches satisfaisantes. Disparition lente des œdèmes, plus rapide de l'albumine. Bon état général. Pas de température.

La cause des troubles réside vraisemblablement dans une maladie du cœur et des reins.

A lire cette observation, qui nous a été obligeamment communiquée par M. le Dr Charles, on pourrait penser qu'il s'agit simplement d'une hydramnios avec hydropisie fœtale, et on peut regretter qu'elle ne donne pas sur l'état du cœur de la malade les renseignements qui ont permis à l'auteur de lui donner ce titre et ces conclusions.

CONCLUSIONS

I. — L'œdème généralisé du fœtus consiste en un état d'infiltration totale du tissu cellulaire sous-cutané, accompagné d'épanchements dans le péritoine, les plèvres, le péricarde, et auquel s'associe habituellement l'œdème du placenta.

II. — Cliniquement, cette affection évolue avec le syndrome de l'hydramnios ou du gros enfant ; en fait, l'hydramnios l'accompagne souvent, et des œdèmes très prononcés ne sont pas rares chez la mère. Un diagnostic certain est impossible avant le travail.

III. — L'accouchement d'un fœtus œdématié est presque toujours prématuré et très souvent dystocique. La dystocie par excès de volume du tronc ou par excès de volume total est la plus fréquente. Les suites de couches sont, dans la grande majorité des cas, très simples pour la mère. L'enfant meurt toujours, soit avant l'accouchement, soit pendant le travail, soit au plus tard dans les premières heures qui suivent sa naissance.

IV. — Au point de vue anatomique, les principales lésions relevées dans les autopsies sont :

1° Des lésions d'ordre néoplasique : tumeur abdominale, maladie kystique des reins et du foie.

2° Des anomalies de développement : malformations cardiaques, absence du canal thoracique, hernie diaphragmatique, ombilicale, arrêt de développement des reins, absence d'urètre, etc.

3° Des lésions viscérales diverses, dont les unes sont certainement inflammatoires : péritonite, néphrite, hépatite interstitielle et d'autres ressortissent à un processus de nature différente, telles les lésions des surrénales, les maladies du sang. Malgré l'incertitude de nos connaissances sur l'hématopoièse chez le fœtus, les auteurs allemands surtout ont conclu à des états leucémiques. La physionomie clinique de leurs cas, ainsi que les foyers hématopoiétiques trouvés dans les différents viscères, semble être la marque d'un état anormal de la composition du sang.

4° Des lésions des annexes fœtales. — *Placenta :* Anastomoses vasculaires des univitellines ; œdème, congestion, lésions inflammatoires des villosités, dégénérescence môlaire partielle ; *Cordon :* Torsion exagérée, brièveté anormale, insertion vélamenteuse, phlébite des vaisseaux.

V. — Il est difficile de voir un lien nettement déterminé entre les lésions précitées et l'anasarque, car chacune d'elles peut s'observer sans lui et il n'en est pas une qui soit pathognomonique.

Il y a donc un élément déterminant qui nous échappe. L'orientation des recherches actuelles dans le sens de la composition chimique des humeurs permettra peut-être de donner une place importante à l'hyperchlorurémie fœtale.

Dans une certaine mesure qu'il est difficile de préciser, une maladie de la mère peut retentir sur le fœtus et déterminer son infiltration. Le rapport paraît surtout net pour la néphrite maternelle ; la syphilis semble très rarement en cause.

VI. — Au point de vue pathogénique, les œdèmes du fœtus peuvent se diviser en :

Œdèmes mécaniques, ayant à leur base des conditions circulatoires anormales ;

Œdèmes toxiques, reconnaissant pour cause des altérations glandulaires ou des états inflammatoires.

L'œdème du placenta est le plus souvent secondaire à l'œdème fœtal.

VII. — On ne peut, dans l'état actuel de nos connaissances, donner une conclusion formelle à cette question encore très mal connue. Il faudra, à l'avenir, examiner chaque cas avec le plus grand soin, faire des coupes histologiques de tous les organes et des recherches sur la teneur en chlorures du sang de la mère et du fœtus, des épanchements et de la sérosité de l'œdème. Une étude approfondie et ainsi dirigée permettra sans doute de préciser et de simplifier les données pathogéniques qu'on est à même de leur fournir aujourd'hui.

BIBLIOGRAPHIE

AHLFELD, Berichte und Arbeiten aus dem Geburt *(Gyn. klin. zu Giessen*, 1881-1882).

ANDREWS, Œdème généralisé et ascite du fœtus *(London obstetrical Society Transactions*, vol. XLIII, 1901, p. 166).

ANGELBY, *Contribution à l'étude de l'ascite chez le fœtus* (thèse de Paris, 1887).

AUDEBERT, Origine de l'hydropisie généralisée du fœtus *(Revue mensuelle des maladies de l'enfance*, 1897, t. XV, p. 545).

BALLANTYNE, *Edimburg Obstetrical Society Transactions*, 1887, p. 161.

— General Dropsy of the fœtus *(Edimburg med. Journal*, 1892, p. 57).

— On tow further cases of general dropsy of the fœtus *(Edimb. Obst. Soc. Transact.*, 1892-93, p. 215).

— Two cases of general dropsy in the new born infant *(Archives of Pediatrics*, 1894, p. 137).

— *The diseases and difformities of fœtus*, Edimbourg, 1895.

— *Manua of Antenatal Pathology*, Edimbourg, 1902.

BAR, Thèse de Paris, 1881.

— *Société d'Obstétrique de Paris*, 1907.

— *Pratique de l'art des accouchements*, 1907.

BAR et ELEUTERESCU, Placenta et fœtus dans les grossesses univitellines *(l'Obstétrique*, 1897).

BASSETT, Sur un cas d'œdème généralisé avec hypertrophie du placenta *(London Obst. Society Transact.*, vol. XIX, 1878, p. 261).

BECK, *London Obstetrical Transact.*, vol. XVII, 1876, p. 310.

BEHM, *Zeitschrift für Geburt. und Gynaek.*, 1883, vol. IX, p. 197.

BEQUAIN, *Hydramnios précoce dans les gémellaires* (thèse de Lyon, 1910).

BETSCHLER, Zur Dystokie e Fœtus hydrope anasarca gelatinose *(Klin. Beitr. für Gynaek. Breslau*, 1862, p. 260).

BILLARD, *Traité des maladies des enfants*, 1828, p. 451.

Bonnet-Laborderie et Voituriez, *Bulletin de la Société d'Obstétrique de Paris*, 1910-1911, p. 501.

Bourret et Lathoud, *Bulletin de la Société d'Obstétrique de Paris*, 1912.

Boxall, Fœtus with anasarca and large placenta *(London Obst. Society Transact.*, vol. XLII, 1900, p. 98).

Braun, *Lehrb. der Ges. Gynaek.*, 1881, p. 578.

Breus, *Wiener med. Jahrb.*, 1881, p. 57.

Broekhuisen, *Hydrops universalis fœtus* (Inaug. Dissert., Groningen, 1908).

Burton, Cas d'ascite et d'anasarque du fœtus *in utero* sous la dépendance d'une maladie du foie *(British med. Journal*, 1861, vol. II, p. 530).

— Deuxième cas d'ascite et d'anasarque fœtal *(British med. Journal*, 1863, vol. I, p. 454).

Byers, Fœtus œdémateux *(Brit. med. Journ.*, 1890).

Channing, Hydropisie du fœtus, hydrocéphalie, ascite et anasarque *(New-England Quart. Journal Boston*, 1842-1843, p. 321).

Charles, Accouchement provoqué chez une multipare atteinte de troubles gravido-cardiaques graves. Œdème généralisé du fœtus et du placenta *(Journal d'Accouchements de Liège*, 1897, p. 227, reproduit dans le n° du 4 mai 1913).

Chiara, Caso di anasarco del feto complicante il parto *(Riforma medica*, 1886, p. 102).

Clay, Ueber Anasarca des Fötus *(Zeitschrift der Kaiserl.*, 1859, p. 200).

Cohn, Ueber das Absterben des Fœtus bei Nephritis der Mutter *(Zeits. für Geburt. und Gynaek.*, vol. XIV, p. 587).

Commandeur, Œdème généralisé du fœtus *(Bulletin de la Société d'Obstétrique de Paris*, 16 mars 1911).

— Œdème généralisé du fœtus et du placenta avec lésions des capsules surrénales *(Bulletin de la Société d'Obstétrique de Paris*, novembre 1912).

Commandeur et Croizier, Œdème généralisé du fœtus dans une grossesse gémellaire univitelline *(Bulletin de la Société d'Obstétrique de Paris*, mai 1913).

Cornil et Causit, *Gazette médicale de Paris*, vol. XXI, 1866, p. 388.

Cozzolino, Pathologie des œdèmes du nouveau-né *(Rassegna d'Ostetrica e Ginec.*, 1904, n° 3).

— *La Pediatria*, 1903, cité dans *Arch. für Kinderheilk.*, 1904.

Crédé, *Monatschrift fur Geburt.*, 1869, p. 269.

Cruveilhier, *Anatomie pathologique*, 1829, t. I, livre XV.

Dammann, *Rachischisis antérieur et postérieur; hernie diaphragma-*

tique et œdème généralisé du fœtus (Inaug. Dissert., Berlin, 1882).

DARESTE, *Production artificielle des monstruosités*, Paris, 1891, p. 301.

DAVIES TREVOR, *Journal of Obstetric. and Gyn. of the British Empire*, juillet 1912.

ELB, *Ueber einen Fall von Herloer Missgeburt.* (Dissert. Leipzig, 1866).

ELEUTERESCU, *Placenta et fœtus dans les grossesses multiples uni- et bivitellines* (thèse de Paris, 1895-1896).

FLANDRIN, Œdème du fœtus et gros placenta *(Dauphiné médical*, août 1896).

FISCHER, Œdème généralisé du nouveau-né *(Deutsch. med. Woch.*, 1912).

— Etude étiologique de l'hydropisie totale du fœtus *(Zeitschrift für Geburt. und Gyn.*, vol. XLIX).

FRANK, Zur Konntniss der Sogenanten Wasserkalber *(Deutsch. Zeitsch. Leipzig*, 1879 vol. V, p. 82).

FUHR, *Ein Fall von Anasarca des Fötus als Geburtshindernis* (Inaug. Dissert., Giessen, 1891).

GARTNER, Inaug. Dissert., Leipzig, 1905.

GOLDMANN, *De vi quam fœtus hydrope anasarca affectus* (Inaug. Diss., Viadrina Vratislaviæ, 1857).

GRIFFITH, Dropsy of pregnancy, dropsy of the fœtus in connexion with dropsy of the mother and its importance in the induction of labour in such cases *(British med. Journ.*, 1889, vol. I, p. 68).

GRIMSDALE, Hydropisie fœtale généralisée *(Liverpool Med. Chirurg. Journ.*, 1895, p. 225).

GRULEE, *Archives of Pediatrics*, 1907.

GRUSS, Inaug. Dissert., Strasbourg, 1908.

GUÉNIOT, Dégénérescence kystique des reins chez un fœtus hydropique *(Bulletin de l'Académie de médecine de Paris*, 1890).

HERGOTT, *Maladies fœtales pouvant faire obstacle à l'accouchement* (thèse d'agrégation de Paris, 1878, p. 249).

HIMMELHEBER, *Monats. fur Geburt.*, 1910.

HOHL, *Die Geburten mittgestalter, kranker, und todter Kinder*, p. 309, Halle, 1850.

HONCK, *Drei Fälle von allgemeinen fœtalen Hydrops* (Inaug. Dissert. Kiel, 1887).

JAKESCH, *Centralblatt für Gynaek.*, 1878, vol. II, p. 619.

JAIS, *Hydramnios aiguë dans les gémellaires* (thèse de Paris, 1911-12).

JATHO, *Ueber universelles Œdem beim Neugeboren* (Inaug. Dissert., Narburg, 1902).

JOULIN, *Des cas de dystocie appartenant au fœtus*, Paris, 1863, p. 25.

KEILER, *Edimburg Med. and Surg. Journal*, 1855.

KING, Œdème généralisé du fœtus (*Lancet*, 22 août 1908, p. 532).

KLEBS, *Prager med. Woch.*, 1878, nos 49 à 52.

KREISCH, Dystocie par hydropisie fœtale (*Munch. med. Woch.*, 1901, p. 1387).

KRIEGER, *Monats. fur Geb.*, 1864, p. 241.

LAGRÈZE, Inaug. Dissert. Strasbourg, 1906.

LAMOUROUX, *Bulletin de l'Athénée de Médecine de Paris*, 1825.

LAMOUROUX, *Société d'Obstétrique de Paris*, 18 mai 1899.

LASH, *Leucémie et hydropisie fœtale* (Inaug. Dissert., Kiel, 1898).

LAWSON TAIT, Cas d'œdème généralisé du fœtus (*London Obst. Society Transact.*, 1876, vol. XVII, p. 307).

LEPAGE, Ponction de l'utérus par la paroi abdominale dans l'hydramnios (*Annales de Gynécologie*, 1888).

LIEVEN, Pathologie de l'hydropisie fœtale généralisée (*Centralbl. für Gyn.*, 1911).

LOHLEIN, Dystocie par un fœtus hydropique (*Soc. Med. Giessen*, 1889).

LONGAKER, Anasarque fœtal, hydramnios, maladie du placenta (*Amer. Journ. of Obstetrics*, 1889, vol. XXII, p. 639).

LUDWIG, *Correspondenz Blatt fur Schweizer Aerzte*, 1912.

MATTERSDORF, *Œdème placentaire et fœtal* (Inaug. Dissert., Breslau, 1891).

METZNER, *De casa singulari partus trigemini* (Inaug. Dissert., Halle, 1851).

MONTGOMERY, *Tood's Cycle of Anat. and Physiol.*, 1839, vol. III, p. 332.

MOTTE (DE LA), *Traité complet des accouchements*, obs. 336, 1729, p. 497.

MUNSTER, Œdème maternel et fœtal (*Lancet*, 1902, p. 224).

NACTIGALLER, *Hydropisie fœtale à répétition* (Inaug. Dissert., Berlin, 1896).

NIEBERDING, Pathogénie de l'hydramnios (*Archiv für Gynaek.*, vol. XX, p. 310).

NYHOFF, Hydrops universalis fœtus (*Centralbl. f. Gyn.*, 1911, H. 22).

OPITZ, Pathogénie de l'hydramnios (*Centralbl. f. Gyn.*, 1898).

— *Zeitschrift für Geb. und Gyn.*, 1899, p. 319.

— *Zeitschrift für Geb. und Gyn.*, 1902, p. 112.

OSLER, Affection congénitale du cœur (*Cyclop. of Diseases of Children*, 1889, vol. II, p. 752).

PINZANI, Considerazioni sopra un caso clinico di strana fragilita fetale (*Bollettino delle Scienze mediche di Bologna*, vol. XXIV, p. 5, 1889).

PINKUSS, Cas d'œdème généralisé du fœtus (*Centralbl. f. Gyn.*, 1897, vol. XXXVI, p. 159 et 351).

PLAUCHU et RIGAUD, Anasarque fœtal. Hydrothorax, ascite, hydropéricarde. Dystocie par excès de volume du tronc (*Lyon médical*, 1912).

POLLMANN, *Munch. med. Woch.*, 1898.

POLLNOW, *Der Hydrops sanguinolentus fœtus* (Inaug. Dissert., Berlin, 1874).

POTT, Ein Beitrag zu den Bildungsfehlern und fœtalen Erkrankungen des Herzens (*Jahrb. für Kinderheil.*, Leipzig, 1879, p. 11).

QUANTIN, *Péritonite intra-utérine* (thèse de Lyon, 1910).

RAINERI, Parto dystocico da feto generalmente edematoso (*Gazzetta medica di Torino*, 1892, n° 2, p. 21).

RANDLE, Dropsy of the fœtus (*Edimb. med. Journ.*, 1892, p. 287).

RIBEMONT-DESSAIGNES, Contribution à l'étude de la macération chez le fœtus vivant (*Annales de Gynécologie*, 1889, vol. XXXII, p. 8).

RITTER, Hydramnios, hydropisie et macération du fœtus (*Wurt. med. Corresp.*, 1869, n° 6).

RUGE, *Zeitschrift fur Geburt. und Gyn.*, vol. XIV, p. 208.

SANGER, *Centralbl. fur Gyn.*, 1881, s. 371, 511.

— Leucémie des nouveau-nés (*Arch. f. Gyn.*, 1888, s. 198).

SAUVAGE, Œdème généralisé du fœtus (Congrès de Lille, 1913, in *Annales de Gynéc.*, 1913).

SCHRIDDE, Hydropisie fœtale généralisée (*Munch. med. Woch.*, 22, II, 1910).

SCHUTZ, Anatomie de la syphilis des nouveau-nés (*Prager med. Woch.*, 1878, n°s 45-46).

SEULEN, *Neuzeitschrift für Geburt.*, 1835, vol. II, p. 17.

SIEFART, *Monat. für Geburt. and Gyn.*, 1898, vol. III, p. 215.

— *Amer. Journ. of Obst.*, 1899.

SIMPSON, *Edimb. med. and Surg. Journal*, 1838, vol. I, p. 390.

SINÉTY (DE), Lésions d'origine syphilitique observées chez un fœtus mort-né à terme (*Archives de Tocologie*, 1878).

SITZENFREY, Œdème du placenta avec néphrite congénitale et œdème généralisé chez deux jumeaux issus d'une mère atteinte de néphrite aiguë (*Centralbl. f. Gyn.*, 1910).

SMITH PROTH, Avortement à six mois et demi, avec œdème généralisé du fœtus (*London Obst. Soc. Trans.*, 1876, vol. XVII, p. 303).

SMITH (A.), Absence du canal thoracique cause de l'œdème du fœtus (*Journ. of Anat. and Physiol.*, 1889, p. 532; *Lancet*, 1889, 3 février).

SPIEGELBERG, *Lehrbuch der Geburt.*, 1891.

STEVENS, Œdème généralisé du fœtus avec absence d'urètre *(London Obst. Soc. Trans.*, 1895, vol. XXXVII, p. 5).

STRASSMANN, *Zeitschrift für Geburt. und Gyn.*, 1902, p. 119.

STRAUCH, *Hydropisie fœtale généralisée* (Inaug. Dissert., Berlin, 1880).

TAMM, *De Hydrope Fœtus Anasarca subjuncto casu memorabili in Policlinico Gynæcologico Vratislaviensi observato* (Diss. Inaug. Vratislaviaæ, 1857).

TARNIER et BUDIN, *Traité de l'art des accouchements.*

TAURIN, Hydropisie d'un fœtus et de son placenta *(Répertoire universel d'Obstétrique*, 1893).

TEUFFEL, Hydropisie généralisée du fœtus *(Centralbl. f. Gyn.*, 1911).

THOMAS, On a case of congenital dropsy vesicular and anasarcous *(Lancet*, 1856, p. 303).

TRUZZI, *Gazzetta medica Italo-Lombardo*, 4 avril 1884.

VAN GELDER, *De l'ascite congénitale* (thèse de Paris, 1879).

VECCHI, Anasarque et péritonite chez un fœtus né d'une mère éclamptique *(Rassegna d'Ostetrica e Gyn.*, 1905, cité dans *Centrabl. f. Gyn.*, 1907, vol. XXXI, p. 125).

VIRCHOW, Ein Fall von Transposition der Eingeweide und ausgebenten Localerkrankungen beim Neugeboren *(Arch. für path. Anat. und Phys.*, 1861, p. 426, vol. XXII).

WALKER, Serous effusions in a fœtus *(British med. Journ.*, 1858, p. 9).

WEBER, Hydropisie maternelle et fœtale *(Centralbl. für Gyn.*, 1896, 29 août, vol. XX, p. 898).

WEST, *London med. Gazette*, 1839, p. 716.

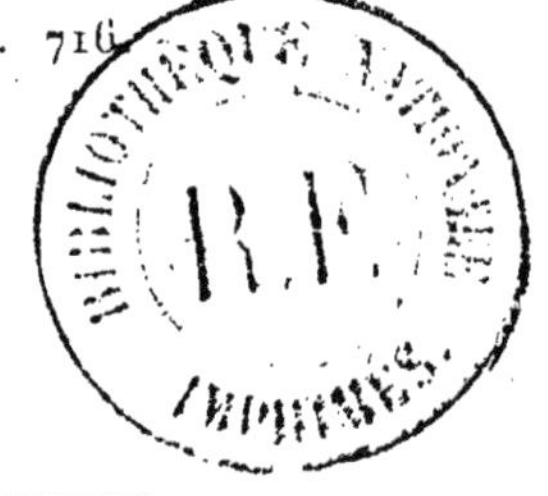

TABLE DES MATIÈRES

Lyon. — Imprimerie A. Rey, 4, rue Gentil. — 65228

www.ingramcontent.com/pod-product-compliance
Ingram Content Group UK Ltd.
Pitfield, Milton Keynes, MK11 3LW, UK
UKHW012203240726
13966UKWH00002B/556